ORIGINE PARTHÉNOGENÉTIQUE

DES

KYSTES DERMOÏDES DE L'OVAIRE

PAR

Le Dr RÉPIN

Ancien interne des hôpitaux de Paris
Lauréat de l'Académie de médecine

Ouvrage couronné par l'Académie de médecine. (Prix Godard, 1891.)

PARIS

G. STEINHEIL, ÉDITEUR

2, RUE CASIMIR-DELAVIGNE, 2

1891

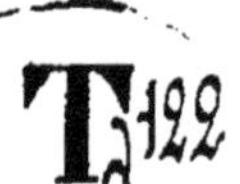

ORIGINE PARTHÉNOGENÉTIQUE

DES

KYSTES DERMOÏDES DE L'OVAIRE

IMPRIMERIE LEMALE ET Cie, HAVRE

ORIGINE PARTHÉNOGENÉTIQUE

DES

KYSTES DERMOÏDES DE L'OVAIRE

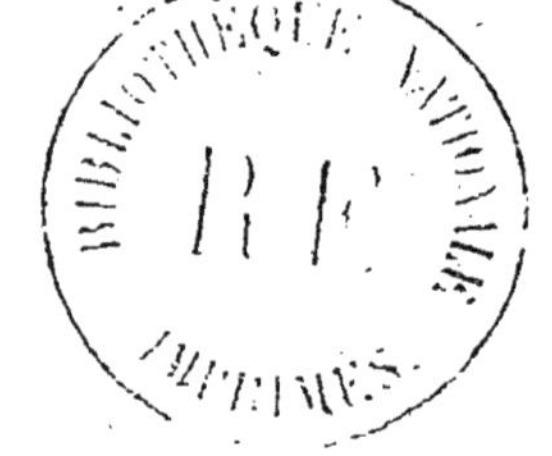

PAR

Le Dr RÉPIN

Ancien interne des hôpitaux de Paris
Lauréat de l'Académie de médecine

Ouvrage couronné par l'Académie de médecine. (Prix Godard, 1891.)

PARIS

G. STEINHEIL, ÉDITEUR

2, RUE CASIMIR-DELAVIGNE, 2

1891

ORIGINE PARTHÉNOGENÉTIQUE

DES

KYSTES DERMOÏDES DE L'OVAIRE

CHAPITRE I

Historique et Introduction.

I

Le problème de la pathogénie des kystes dermoïdes de l'ovaire, l'un de ceux qui ont le plus exercé la sagacité des pathologistes, a été soulevé pour la première fois, du moins dans les temps modernes, par Buffon. Le grand naturaliste du siècle dernier, plutôt sans doute par intuition que par une conviction raisonnée, comparait les masses organisées qu'on trouve dans les ovaires à des produits de fécondation, et il inclinait à en attribuer l'origine à une « conception viciée ».

Mais ce fut Meckel (1) qui, le premier, formula une théorie en règle sur le sujet qui nous occupe. Suivant Meckel, les productions anormales que l'on trouve accidentellement en différents points du corps, reproduisant par leur structure et leur conformation l'apparence d'organes déterminés, sont le résultat d'une tendance avortée au développement d'un fœtus, Mais Meckel n'établit pas sous ce rapport une distinction

(1) Meckel. Mémoire sur les poils et les dents qui se développent accidentellement dans le corps. *Arch. f. Physiol.* Halle, 1815, t. I, p. 528, et *Journ. compl. du dict. des sc. méd.* Paris, 1819, IV, 122; 217.

bien nette entre les tumeurs ovariennes contenant des dents et les productions analogues qui siègent en d'autres régions, telles que les dents ectopiques et les mamelles surnuméraires ; il n'y avait, dans sa pensée, aucune relation directe et nécessaire entre l'origine de ces néoplasies et les phénomènes de la reproduction. Ainsi que le fait justement remarquer Geoffroy St-Hilaire, Meckel voyait donc dans les productions embryonnaires d'un kyste dermoïde de l'ovaire, non un être nouveau, un individu distinct, mais seulement quelques parties accidentelles, surajoutées à l'ovaire de la mère, et s'y développant à peu près comme en tout autre organe. Aussi, bien que la théorie de Meckel ait été inspirée par un cas de kyste dermoïde de l'ovaire trouvé chez une jeune fille, bien qu'il ait attribué le développement de cette tumeur à l'excitation isolée et contre nature des organes générateurs et qu'il ait même rappelé à ce propos la fameuse expression « lucina sine concubitu », c'est un tort de lui attribuer, comme on le fait généralement, la paternité de la théorie parthénogénétique.

Le premier progrès important que fit la question fut l'œuvre de Geoffroy St-Hilaire lui-même (1). Le fondateur de la tératologie revendique en effet expressément le mérite d'avoir, le premier, assimilé « les masses amorphes des ovaires, de l'utérus, des trompes et même de la cavité abdominale à de véritables embryons, distincts bien qu'incomplets au plus haut degré ; à des êtres ayant leur existence propre et individuelle, bien que réduits, par un arrêt presque général de développement, à quelques parties seulement ; en un mot à des monstres offrant en eux le dernier degré de la monstruosité par défaut ». Il créa pour ces monstres un ordre spécial, celui des *parasites*, placé tout au bas de l'échelle des monstres unitaires, comprenant une seule famille, les *zoomyliens*, et un seul genre, les *zoomyles*. Comme on le voit par la citation qui précède, Geoffroy St-Hilaire confondait absolument les môles embryonnaires de l'utérus et des trompes avec les dermoïdes de l'ovaire. Pour lui, les zoomyliens étaient des monstres parasites, c'est-à-dire directement greffés sur l'organisme maternel ; là était le seul caractère distinctif entre ces monstres et le groupe voisin des omphalosites et des anides si semblables aux parasites par la simplicité extrême de leur organisation, mais toujours unis par l'intermédiaire d'un cordon ombilical au placenta d'un frère jumeau bien conformé, et dépourvus de toute communication vasculaire avec l'organisme maternel. Pour faire rentrer les môles embryonnaires dans les monstres unitaires, à côté des dermoïdes de l'ovaire, Geoffroy St-Hilaire se basait uniquement sur trois

(1) I. Geoffroy St-Hilaire. *Traité de tératologie*, II, p. 536.

cas, les seuls qu'il connût avec quelque détail ; deux de ces cas, ceux d'Osiander et de Sampson Birch, concernaient des « môles embryonnaires » expulsées en même temps qu'un enfant viable ou peu après ; une seule observation, la plus ancienne, remontant à Bartholin, ne mentionnait pas cette circonstance. Il est aujourd'hui extrêmement probable, comme nous le verrons plus loin, que toutes les môles embryonnaires sont des anides, et Geoffroy St-Hilaire lui-même eut ce soupçon, à propos des cas d'Osiander et de Birch. Cependant, il maintint la confusion entre les môles et les dermoïdes de l'ovaire, et cette confusion l'obligea à considérer ces derniers comme résultant aussi de la fécondation sexuée. Dès lors, une grave difficulté se présentait ; comment expliquer les dermoïdes ovariens trouvés chez des filles vierges ? Geoffroy St-Hilaire s'en tira en les attribuant à l'inclusion abdominale. Il est extrêmement probable que si Geoffroy St-Hilaire n'eût été en quelque sorte lié par son interprétation des môles embryonnaires, il eût fait des kystes dermoïdes de l'ovaire un ordre de monstres complètement distinct, et qu'il eût proposé, pour expliquer leur origine, une théorie très voisine de celle de la parthénogenèse. Cela ressort pleinement, croyons-nous, de l'idée même qu'il se faisait des monstres parasites, lorsqu'il les appelait « des êtres nouveaux dont la formation, commencée ou placée de très bonne heure sous l'influence de circonstances très anormales, a été fortement entravée et entraînée dans une direction très vicieuse ».

Les idées de G. St-Hilaire n'eurent d'ailleurs que peu de retentissement parmi les pathologistes, et lorsqu'en 1852 la question fut reprise par Lebert (1), ce fut dans un tout autre esprit et avec des tendances bien différentes. Sous l'influence des idées nouvelles que les premières conquêtes de l'anatomie microscopique avaient introduites dans la science, Lebert voulut distraire les productions dermoïdes du domaine de la tératologie pour les faire passer dans celui de l'histogénie. Il entreprit de démontrer que les dermoïdes, aussi bien ceux de l'ovaire que les autres, ne sont que de simples tumeurs, c'est-à-dire des masses amorphes de tissus de nouvelle formation, remarquables seulement par leur nature entièrement différente de celle des tissus voisins. Pour réussir dans cette tâche, la voie était toute tracée : il fallait autant que possible rapprocher les dermoïdes d'autres néoplasies, hétéromorphes aussi en apparence, mais beaucoup moins complexes et moins obscures dans leur origine, les dépouiller en quelque sorte du caractère

(1) Lebert. *Mémoires de la Soc. de biologie*, 1852, t. IV, p. 203. En 1858, dans le *Prager viertel Jahrsch. f. prakt. Heilk.*, Bd LX, p. 25, Lebert a donné un extrait de son premier travail avec quelques additions.

embryonnaire que G. St-Hilaire leur avait reconnu. Tandis que le tératologiste avait pris pour type les termes les plus élevés de la série, ceux qui se rapprochent le plus des monstres dont l'étude lui était familière, l'histologiste se limita donc de propos délibéré aux cas frustes. Sa définition des kystes dermoïdes se ressent de cette disposition d'esprit : « ce sont des kystes qui présentent à leur surface interne une organisation qui se rapproche beaucoup de celle de la peau et dans laquelle on trouve de l'épiderme, du derme, des glandes sébacées ou sudoripares et, dans quelques localités, en outre, des os et des dents ». Cette définition n'embrasse que les kystes pileux et dentigères et laisse complètement de côté les kystes à parties embryonnaires. Il existait pourtant déjà quelques cas de ce genre, et qui eussent été fort embarrassants pour Lebert, s'il les eût admis. Aussi les repoussa-t-il purement et simplement, comme autant de fables et d'erreurs. D'après lui, les prétendus maxillaires des observateurs n'étaient que des « maxilloïdes » et les articulations n'étaient que des « capsules fibreuses ». Resté en présence de quelques tissus assez simples, il n'était dès lors nullement embarrassé de leur assigner une origine toute naturelle et parfaitement banale : c'étaient des exemples d'*hétérotopie plastique*, absolument comme les bourses muqueuses professionnelles, « comme les tumeurs cartilagineuses et osseuses qui se forment dans le testicule, dans la mamelle, dans la parotide, comme la graisse que j'ai trouvée formant tumeur sous la muqueuse de la lèvre et dans l'intérieur, dans la substance charnue même de l'utérus ». Si l'on eût demandé à Lebert ce qu'il entendait par *hétérotopie plastique*, il eût sans doute été assez embarrassé pour répondre autrement qu'en citant de nouveaux exemples. Le grand tort de la théorie de Lebert, en effet, c'est de n'être pas une théorie : l'hétérotopie plastique est un mot qui exprime les faits, mais ne les explique pas. Cependant, ne soyons pas trop sévère pour Lebert, d'ailleurs si méritant à d'autres titres. S'il ne s'est pas expliqué plus clairement, ce n'est pas, croyons-nous, faute d'avoir une idée directrice, mais parce que cette idée n'avait pas encore pris dans son esprit une forme bien nette; la théorie de Lebert, en effet, n'est pas autre chose au fond qu'une ébauche de la théorie de l'indifférence cellulaire, que nous allons voir fournir une si longue carrière avec Virchow et son école.

Ce fut seulement dix ans plus tard que Virchow (1) donna à cette théorie une forme précise. Il soutint que les tumeurs, à quelque type cellulaire qu'elles appartiennent, dérivent toutes des cellules du tissu

(1) Virchow. *Pathologie des tumeurs*, 1863.

conjonctif, cellules indifférentes dont les produits peuvent revêtir les formes les plus variées. Entre les néoplasmes à tissus simples ou tumeurs *histioïdes*, et les tumeurs *tératoïdes* dont font partie les kystes dermoïdes, il n'y a pas d'autre différence que celle du simple au composé. Avec cette manière de voir, la question des dermoïdes de l'ovaire ne se pose même pas, en tant que question distincte : elle est englobée dans celle des tumeurs tératoïdes en général. Cohnheim, Kölliker, Robin, etc, adoptèrent la théorie de Virchow en lui faisant subir quelques modifications qu'il est inutile d'exposer ici, puisque nous les retrouverons lors de la discussion de la théorie de Virchow.

Tout récemment, M. Bard (1), prenant en quelques sorte le contre-pied de Virchow et de ses adeptes, arrive pourtant à une conclusion très analogue en ce qui concerne les kystes dermoïdes. Lui aussi, il est partisan de la non spécificité pathogénique des dermoïdes, mais pour des raisons bien différentes, M. Bard, en effet, professe la doctrine de la spécificité cellulaire sous sa forme la plus rigoureuse ; il n'admet à aucun degré la transmutabilité des différents types cellulaires. Seulement, il établit entre ces types une filiation déterminée ; il classe les cellules adultes, ou cellules différenciées, en familles, en genres, en embranchements, et il place à l'origine de chaque embranchement une cellule embryonnaire qui contient en puissance les genres, les familles, en un mot tous les types cellulaires appartenant à cet embranchement. C'est ce qu'il appelle une *cellule nodale*. Cette cellule, en se divisant et se subdivisant au cours du développement, produit, par une sorte de dichotomie histogénique, des types qui se différencient progressivement et s'éloignent de plus en plus les uns des autres. Dès lors, il suffit qu'une cellule nodale, après être restée sans emploi pendant la période embryonnaire, et après avoir sommeillé pendant un laps de temps plus ou moins long, se réveille et entre en activité prolifératrice, pour qu'on voie apparaître une tumeur à tissus multiples et notamment un dermoïde.

Pendant que les auteurs que nous venons de citer se cantonnaient plus ou moins dans la voie ouverte par Lebert, la théorie de l'enclavement avait vu le jour. Cette théorie, qui explique d'une façon si satisfaisante l'origine des dermoïdes superficiels et de beaucoup de dermoïdes profonds, devait naturellement être étendue aux dermoïdes ovariens. Ainsi s'ouvrit une nouvelle phase dans l'histoire de ces tumeurs. His, ayant constaté que la glande génitale se forme aux dépens du cordon axile, dérivé lui-même de la combinaison de l'ectoderme et du mésoderme, crut que ce fait expliquait à la fois et la présence de

(1) *Archives d'anat. et de physio.*, 1890.

dermoïdes dans l'ovaire et la complexité de leur structure. Fraenkel (1), au lieu de mettre directement en cause, comme His, le mode de formation de l'ovaire, se contente d'invoquer une invagination ectodermique accidentelle qui, pénétrant à travers le feuillet moyen, entraînerait avec elle des éléments de ce feuillet, et permettrait ainsi de comprendre la présence des os et du cartilage dans les dermoïdes ovariens.

Il faut arriver à Waldeyer (2) pour trouver, non pas la théorie de la parthénogenèse dans son intégrité, mais quelque chose d'approchant. Waldeyer attribue l'origine des kystes dermoïdes de l'ovaire au développement anormal de certaines cellules de l'épithélium germinatif, cellules qui, au lieu de se transformer en ovules, pendant la période embryonnaire, seraient restées inactives dans les tubes de Pflüger. Ces cellules sont d'ailleurs, d'après Waléeyer, le point de départ commun de tous les kysyes ovariques. Le plus souvent, elles ne produisent que des kystes muqueux, c'est-à-diae des épithéliums cylindriques semblables à elles-mêmes. Toutefois, en vertu de leur aptitude originelle à passer à l'état d'ovule, elles participent jusqu'à un oertain point des propriétés de cette dernière cellule, et possèdent notamment celle de donner naissance, par division ou par bourgeonnement, à des cellules différentes d'elles-mêmes et réalisant des types variés : de là les dermoïdes ovariens et la complication de leur structure.

L'hypothèse de la parthénogenèse n'a été, à notre connaissance, explicitement et scientifiquement développée que deux fois, et, chose remarquable, dans ces deux cas, elle n'était pas suggérée par le besoin d'expliquer l'origine des dermoïdes, mais elle découlait comme une conséquence naturelle de certains faits d'un autre ordre : il s'agissait d'œufs qui, sans avoir été fécondés, présentaient un début de segmentation, et les deux auteurs auxquels nous faisons allusion sont Œllacher (3) et M. Mathias Duval (4). La communication dans laquelle M. Mathias Duval a exposé ses idées sur ce sujet est particulièrement intéressante et nous aurons l'occasion d'y revenir. Parmi les pathologistes, Lawson Tait (Traité des maladies de l'ovaire) est le seul qui ait adopté cette hypothèse.

(1) FRAENKEL. *Wien. med. Wochenschr.*, 1883, p. 940.

(2) WALDEYER. *Arch. für Gynaek.*, 1870. Avant Waldeyer, Mayweg avait déjà exprimé une opinion analogue. D'après Mayweg « avec une muqueuse à épithélium aussi indifférent que celui du follicule de de Graaf, on a tout ce qui est nécessaire à la production de poils et de dents ».

(3) J. ŒLLACHER. *Die Veraenderungen des unbefruchteten Keimes der Huhnereier im Eileiter.* Leipzig, 1872, p. 47.

(4) M. DUVAL. *Communication à la Soc. de biologie*, 1884, p. 585.

Il existe enfin une dernière théorie, celle de l'inclusion abdominale. Dans cette hypothèse, les productions embryonnaires de tout dermoïde ovarien représentent bien un monstre, mais ce monstre n'est plus fils, il est frère du sujet qui en est porteur, et l'on a affaire à un cas particulier de la monstruosité double parasitaire· Cette hypothèse est due à un médecin italien du nom de Tumiati. Adoptée, comme on sait, par G. St-Hilaire, seulement pour les kystes dermoïdes de l'ovaire rencontrés chez des vierges, elle n'a cessé depuis lors d'être pour ainsi dire monnaie courante (1).

Ainsi donc, si l'on fait abstraction de l'hypothèse de la grossesse extra-utérine (2), qui n'est pas, à proprement parler, une théorie, puisqu'elle ne prétend et ne peut s'appliquer qu'à certains dermoïdes de l'ovaire, laissant pour le reste le champ libre à d'autres explications, les théories qui se sont jusqu'ici partagé l'attention des pathologistes peuvent se ramener à quatre principales. Ce sont : 1° la théorie de Lebert et de Virchow, modifiée et rajeunie par Bard, que l'on pourrait appeler *théorie histogénique ;* 2° la théorie de His et de Fraenkel, ou de l'enclavement, à laquelle conviendrait le nom de *théorie embryogénique ;* 3° l'hypothèse de l'inclusion fœtale, ou *théorie tératologique ;* 4° enfin la théorie de la parthénogenèse, que l'on peut dénommer, par opposition aux trois autres, *théorie physiologique.*

II

Mais nous n'aurions tracé qu'un tableau bien incomplet de la question si nous passions sous silence les récents progrès de l'anatomie pathologique qui, en bouleversant la pathogénie des néoplasmes autrefois rangés dans la classe des tumeurs hétéromorphes à côté des dermoïdes de l'ovaire, créent à ceux-ci et à quelques autres une situation nouvelle et spéciale qui doit arrêter notre attention. Il résulte en effet des recherches auxquelles nous faisons allusion que les kystes dermoïdes de l'ovaire, bien que ressemblant aux dermoïdes de toutes les autres régions par la structure de leurs parois, et aux tératomes par la variété et l'organisation des tissus qu'ils renferment, ne peuvent pourtant avoir la même origine ni que ces dermoïdes, ni que ces tératomes. Mais n'anticipons pas, et suivons pas à pas l'évolution des idées qui devaient finalement aboutir à cette conclusion.

On sait que le groupe des tumeurs hétéromorphes fut créé par

(1) Voy. entre autres KLEBS. *Handbuch der path. An.* Berlin, 1869, p. 332.

(2) Cette hypothèse a surtout été défendue par CRUVEILHIER. *Anat. path.*, liv. XXV.

Laënnec, et qu'à l'origine ce groupe aussi vaste qu'artificiel comprenait la totalité des tumeurs « n'ayant pas d'analogie avec les tissus naturels de l'organisme », à l'inverse des tumeurs hétéromorphes, ou tumeurt « ayant des analogies avec ces tissus ». Plus tard, lorsque Müller eus montré que tous les tissus néoplasiques ont leurs analogues dans l'organisme normal, soit à l'état embryonnaire, soit à l'état de complet développement, la classification de Laënnec dut être abandonnée. Les termes d'homœomorphisme et d'hétéromorphisme survécurent cependant, mais avec une acception nouvelle et restreinte. Fut appelé homœomorphe tout tissu néoplasique « apparaissant en un point du corps qui en renfermait déjà antérieurement un semblable », et hétéromorphe tout tissu néoplasique « différent du type préexistant, originaire et normal de la région » (Virchow, *Pathologie des tumeurs*, t. I, 2e leçon). Par cette définition, la frontière de l'hétéromorphisme était seulement reportée en arrière, et son domaine comprenait encore une grande variété de tumeurs telles que les odontomes, les enchondromes de la parotide et du poumon, les tératomes, les kystes dermoïdes.

Mais bientôt les recherches spéciales firent voir que beaucoup des tumeurs en question avaient leur origine dans la prolifération anormale de certains résidus cellulaires datant de la période embryonnaire ; là où l'on croyait avoir affaire à de l'hétéromorphisme, il n'y avait, qu'on nous permette l'expression, que de l'hétérochronisme. Puis ce fut le tour des kystes dermoïdes et celui des tératomes d'être distrait du groupe des tumeurs hétéromorphes pour recevoir chacun une explication différente. La théorie de l'enclavement, en ce qui concerne les kystes dermoïdes, et celle de l'origine parasitaire en ce qui concerne les tératomes, s'élevèrent sur les ruines de l'hétéromorphisme.

Fondée par Verneuil (1), la théorie de l'enclavement visait spécialement, à l'origine, les kystes dermoïdes de la face et du cou. Tout le monde sait avec quel bonheur la persistance des fentes branchiales fut invoquée pour expliquer l'origine des kystes dermoïdes de ces deux régions. Par la suite, on reconnut que les conditions nécessaires à l'enclavement d'une plicature du tégument peuvent se trouver réunies ailleurs qu'à la face. Partout où deux lames ectodermiques viennent se rencontrer et se souder l'une à l'autre, par exemple sur la ligne médio-ventrale, où se fait la jonction des somatopleures, sur la ligne médio-dorsale, où se fait la fermeture de la gouttière primitive, on doit s'attendre à trouver des

(1) La théorie de l'enclavement a été formulée pour la première fois par Verneuil. (*Soc. anat.*, 1852, p. 300). La première publication allemande sur ce sujet (Remak. *Deutsche Klinik*, 1854) est postérieure de 2 ans à la communication de Verneuil ; c'est donc à tort que la priorité a été revendiquée pour Remak.

kystes dermoïdes par enclavement. Et, en effet, les dermoïdes du tronc, qu'ils occupent la face ventrale ou la face dorsale, ne siègent-ils pas de préférence sur la ligne médiane ? Les dermoïdes présternaux ne sont-ils pas à la fissure sternale ce que sont les kystes branchiaux par rapport aux fentes branchiales ? Les dermoïdes prérachidiens ne sont-ils pas fréquemment associés à un spina-bifida plus ou moins apparent ? Sur la ligne médiane du périnée et du scrotum, sur celle de la voûte du palais, la présence d'un raphé cutané ne suffit-elle pas à faire prévoir et à expliquer celle des kystes dermoïdes qu'on y rencontre parfois ?

Il y a pourtant aussi des kystes dermoïdes superficiels qui siègent loin du trajet des lignes de coalescence du feuillet corné. Tels sont ceux du cuir chevelu, de la conjonctive, de la région mammaire (cas de Gerdy, Burggraeve, Albers (1), de la jambe (Venot, Panas), de la cuisse (Variot et Rémy), de la région trochantérienne (Josias). Pour devenir applicable à ces kystes, il fallait que la théorie de l'enclavement reçût une extension nouvelle. Lannelongue la lui a donnée, en montrant qu'il est plus d'un mécanisme capable d'amener une incarcération partielle de l'ectoderme, et qu'à côté de l'enclavement par *pincement*, il faut faire une place à l'enclavement par *adhérence*. Ce second mécanisme s'applique surtout à certaines régions en saillie, plus particulièrement exposées aux pressions que le corps de l'embryon peut avoir à subir, de la part de l'amnios par exemple. L'étude des dermoïdes de la conjonctive, entre autres, fournit la plus remarquable confirmation de cette ingénieuse hypothèse.

Il n'est pas forcé non plus que le siège des kystes dermoïdes par enclavement soit sous-cutané au sens étroit du mot. Le kyste peut, en effet, ou bien être profond dès l'origine, comme cela a lieu pour beaucoup de kystes branchiaux, ou bien le devenir par suite des remaniements que subissent certaines régions du corps dans les phases ultérieures du développement. Tel est le cas des kystes dermoïdes du médiastin et de la plèvre. On sait que la paroi thoracique est primitivement formée de deux feuillets, la lame cutanée du mésoderme et l'ectoderme, dont la réunion constitue la somatopleure. Un peu plus tard, un prolongement membraneux des protovertèbres s'insinue dans l'épaisseur de la lame cutanée du mésoderme, de façon à subdiviser la paroi thoracique primitive en deux couches, une interne et mince qui sera la plèvre pariétale, une externe et épaisse, qui sera la peau. Quant au prolongement du rachis interposé, il fournira les côtes, les muscles intercostaux,

(1) Les observations de kystes dermoïdes auxquelles nous ferons allusion dans ce chapitre sont citées, avec leur indication bibliographique, dans le *Traités des kystes congénitaux* de MM. Lannelongue et Achard. Paris, 1886.

les nerfs et les vaisseaux. Les rudiments cartilagineux des côtes s'avancent donc d'arrière en avant dans la paroi thoracique primitive. Les sept premières côtes se réunissent entre elles par leurs extrémités avant d'avoir atteint la face antérieure du thorax, en constituant ainsi une bandelette cartilagineuse qui n'est autre qu'une moitié du sternum, destinée à se réunir sur la ligne médiane avec son homologue du côté opposé. Si la réunion est incomplète, il en résulte la malformation connue sous le nom de fissure sternale. Grâce à ces données, rien n'est plus facile que d'expliquer les quelques cas connus de dermoïdes de la plèvre et les cas beaucoup plus nombreux de dermoïdes rétro-sternaux ou du médiastin. Pour qu'un kyste dermoïde puisse être sous-pleural, une fois constitué, il suffit que l'enclavement du feuillet corné remonte à une époque où ce feuillet n'était pas encore séparé de la lame cutanée du mésoderme par l'expansion membraneuse du rachis. On comprend même qu'un semblable kyste puisse contracter des adhérences avec la plèvre viscérale et simuler plus tard un kyste intra-pleural (cas de Villard). Le cas des kystes dermoïdes du médiastin est tout aussi simple. Les somatopleures se rejoignent sur la ligne médio-ventrale longtemps avant que la bandelette cartilagineuse sternale ne soit arrivée au voisinage de cette ligne. Si un retard dans la soudure des somatopleures a donné lieu quelque part à la formation d'un enclavement, il est clair que, lors de la jonction des deux moitiés du sternum, le kyste sera refoulé soit au-dessus, soit au-dessous du plan osseux. Refoulé au-dessous du sternum, il se trouvera logé dans le médiastin antérieur, et il y occupera un siège plus ou moins profond suivant qu'il s'agira d'un simple pincement ou d'un pincement compliqué d'adhérence avec l'un des organes thoraciques. C'est ainsi qu'il siégera tantôt immédiatement derrière le sternum (Paget), tantôt au-dessous du cœur (Lebert), tantôt en rapport étroit avec l'un des poumons (Mohr), tantôt même ouvert dans une bronche (Danzel).

Des conditions comparables se retrouvent au crâne. Là aussi, la formation du plan osseux est précédée par une période pendant laquelle le tégument recouvre directement la séreuse viscérale sous-jacente. Supposons que pendant cette période une adhérence s'établisse entre ces deux membranes ; qu'arrivera-t-il ? Le crâne osseux, en se développant entre elles, entoure d'un collier la dépression cutanée, la transforme en un infundibulum de plus en plus profond, rétrécit progressivement, en se resserrant, l'orifice de cet infundibulum, et finalement le sépare plus ou moins complètement de son point de départ. Voilà pourquoi les kystes dermoïdes des méninges sont toujours reliés soit à la peau, soit à la boîte crânienne, par un pédicule fibreux (cas de Widal, etc.).

Il n'est pas douteux qu'à l'extrémité caudale les choses ne se passent d'une façon analogue et que l'origine des dermoïdes rétro-sternaux et de ceux du tissu cellulaire pelvien ne soit en rapport avec quelque épisode du développement de cette région. Bien que les détails de ce développement soient moins connus que ceux qui concernent la face, certaines particularités propres aux dermoïdes en question permettent de penser que le mécanisme qui préside à leur formation est le même que partout ailleurs. Ainsi, non seulement les kystes superficiels, toujours médians, sont reliés à la peau par un pédicule, mais les kystes rétro-rectaux eux-mêmes ont souvent un diverticulum qui, à travers le sacrum, se prolonge jusqu'à la peau (cas de Bergmann, Trzebicky). Les uns et les autres s'accompagnent fréquemment de malformations constituées essentiellement par un défaut de réunion des deux moitiés latérales des organes du pelvis (cloisonnement de la cavité pelvienne, utérus et vagin doubles, dans le cas de Féré ; fistule uréthro-vaginale dans le cas de Deahna). Entre les kystes rétro-rectaux et les kystes du tissu cellulaire pelvien proprement dits, on trouve toutes les transitions, et quant aux kystes dermoïdes des voies urinaires, qui avaient fait croire autrefois à la *pilimiction*, on sait parfaitement aujourd'hui que ce sont des kystes dermoïdes du petit bassin ouverts dans la vessie. On peut donc considérer comme à peu près certain que la région sacro-coccygienne est la voie commune par laquelle se font toutes ces inclusions. C'est d'ailleurs la conclusion à laquelle s'est arrêté Saenger (1), dans une récente étude sur les kystes dermoïdes du petit bassin.

Une conséquence nécessaire du mode de production des dermoïdes par enclavement, c'est que ces kystes ne contiennent aucun élément étranger au territoire cutané intéressé. Cette règle ne s'est jamais démentie. Tous les chirurgiens savent que les poils que l'on rencontre dans les kystes dermoïdes de la région sourcilière sont entièrement semblables à ceux des sourcils. Dans les trois seules observations probantes de kystes dermoïdes congénitaux des doigts (Polaillon, Kirmisson, Heydenreich,) on n'a rencontré ni poils ni glandes sébacées (Lannelongue). Les quatre cas connus de kystes dermoïdes de l'ombilic (Küster, Langenbeck, Quelliot, Lannelongue) sont également remarquables par l'absence de poils dans le contenu du kyste. Au contraire, dans un kyste siégeant sur la ligne médiane, immédiatement au-dessous de l'ombilic (Blot), il y avait des poils ; et si les kystes dermoïdes du plancher de la bouche en contiennent, c'est parce que ces kystes sont formés aux dépens de la peau du menton.

(1) Saenger. *Arch. f. Gynaek.* Berlin, 1891, XXXVII, p. 100.

Il est à peine nécessaire de faire remarquer que les rares kystes dermoïdes, autres que ceux de l'ovaire, qui contiennent des dents sont toujours des kystes développés au voisinage des maxillaires, et une analyse un peu soigneuse des faits permet invariablement, en pareil cas, de reconnaître qu'un germe dentaire s'est trouvé inclus dans la paroi kystique. Nous ne connaissons que trois observations de ce genre, celles de Meckel (1), de Stocks (2), et de Barnes (3). Cette dernière est la plus digne d'être mentionnée. Il s'agit d'un kyste dermoïde du plancher de l'orbite, chez un adolescent. « Une dent était implantée sur le périoste, au niveau de l'interligne de l'ethmoïde et des maxillaires supérieurs. Cette dent ressemblait aux dents surnuméraires qui poussent quelquefois sur la voûte du palais par son petit volume et par la forme conique de sa couronne. Le sujet avait son nombre complet de dents, mais beaucoup d'entre elles étaient disposées irrégulièrement. » La ligne de suture de l'ethmoïde et du maxillaire supérieur est un vestige de la fente maxillaire. Or, cette fente ne procède pas de dehors en dedans comme l'incisure que produirait un instrument tranchant : c'est un interstice qui résulte de l'allongement parallèle et simultané du bourgeon frontal et du bourgeon maxillaire supérieur, avant qu'ils ne viennent à se souder. Sa commissure se trouve donc, originairement, de niveau avec le bord alvéolaire, et il n'y a rien que de naturel à ce qu'une adhérence de cette commissure avec le feuillet corné intéresse et retienne un petit segment du bourrelet épithélial. On objecterait en vain contre cette explication que le porteur du kyste avait son nombre complet de dents. Nous savons, en effet, que la division d'un germe dentaire à une époque précoce a pour conséquence la formation de deux dents au lieu d'une. Barnes dit précisément que la dent ectopique était petite et semblable à une dent surnuméraire, et il ajoute que les autres dents étaient disposées irrégulièrement.

En résumé, il est parfaitement acquis aujourd'hui que le mécanisme de l'enclavement avec ses deux modes, celui du pincement et celui de l'adhérence, rend compte de l'origine de presque toutes les variétés de kystes dermoïdes. Je dis presque, car il est deux groupes de dermoïdes complètement réfractaires à cette explication ; Ce sont : 1° les dermoïdes de l'ovaire ; 2° les dermoïdes profonds de l'abdomen. Cette proposition, qui n'est sans doute pas admise par tout le monde, puisque l'on a tenté quelques efforts pour faire rentrer les dermoïdes ovariens

(1) MECKEL. *Loc. cit.*, p. 538. Fait communiqué par Schill.

(2) STOCKS. Dentigerous cyst in the upper jaw. *Brit. med. Journ.*, 1875, II v., p. 43.

(3) BARNES. *Med. Chir. Trans.* v. IV, 1811, p. 319.

dans la théorie de l'enclavement, sera démontrée dans l'un des chapitres suivants. Pour le moment, nous voulons simplement faire ressortir ce fait que toutes les catégories de kystes dermoïdes autres que ces deux-là ont reçu une explication satisfaisante.

Le problème de l'origine des tératomes était peut-être d'une solution plus aisée que le précédent. En effet, du moment où le microscope eut permis de reconnaître la structure complexe des tumeurs sacro-coccygiennes et des autres tumeurs congénitales de même nature, l'idée de les assimiler à des monstres parasitaires ne s'imposait-elle pas par la seule considération de leur siège et des nombreuses formes de transition qui relient ces productions amorphes aux degrés les plus élevés de la monstruosité double parasitaire ? Tout le monde sait, en effet, que les tératomes affectent exclusivemeut les régions connues pour être le siège de la monstruosité double parasitaire : la tête, la région sacro-périnéale, la région sternale et une ou deux autres. On sait aussi qu'entre les monstres doubles parasitaires proprement dits les mieux conformés et les tératomes les plus simplifiés existent tous les intermédiaires. C'est ainsi que des genres épicome et céphalomèle (greffe d'une tête accessoire ou d'un membre sur le crâne du sujet principal) on passe, par des dégradations successives et parfaitement ménagées, aux cas comme ceux d'Otto, de Weigert, d'Irvine (1), dans lesquels les derniers vestiges du parasite ne sont plus représentés que par une tumeur graisseuse ou pilifère. Le polygnathisme, resté longtemps mystérieux, sinon dans sa nature (G. St-Hilaire) du moins dans sa pathogénie, ne présente plus d'obscurité depuis qu'Ahlfeld a montré que la localisation singulière de cette monstruosité est liée à la flexion de l'extrémité céphalique de l'embryon et rendu compte de ses différentes variétés (tératomes de la voûte palatine, de la paroi postérieure du pharynx, de l'hypophyse, etc.).

Les tératomes profonds (monstres endocymiens de G. St-Hilaire) prêtent d'ailleurs aux mêmes considérations que les kystes dermoïdes profonds ; dans un cas comme dans l'autre, l'inclusion est secondaire, et si quelques formes de la monstruosité parasitaire interne sont encore entourées d'obscurité, c'est moins sur leur nature que sur le mécanisme de leur production que porte l'énigme.

Les formes auxquelles nous faisons allusion sont au nombre de deux ; ce sont les *tératomes testiculaires* et l'*inclusion abdominale*.

Les tératomes *testiculaires* doivent être distingués avec soin des tératomes *scrotaux*, et c'est bien à tort que l'on confond souvent ces deux

(1) Voir AHLFELD. *Die Missbildungen des Menschen*. Leipzig, 1880.

variétés dans un même groupe sous la dénomination d'*inclusion scroto-testiculaire* ou simplement d'*inclusion scrotale*.

Les tératomes scrotaux préexistent dans la région avant la descente du testicule; les tératomes testiculaires au contraire sont si manifestement annexés à la glande qu'on les a vus parfois descendre en même temps qu'elle, après la naissance, de l'abdomen dans le scrotum. Il est toujours possible, comme nous le montrerons dans un autre chapitre, de faire rentrer avec certitude dans l'une ou l'autre de ces deux catégories les faits qui composent l'ancien groupe de l'inclusion scroto-testiculaire. Or, au point de vue pathogénique, un abîme sépare les tératomes testiculaires des tératomes scrotaux. En effet, tandis qu'un tératome primitivement scrotal peut être ramené à la monstruosité double parasitaire sans plus de difficulté qu'un tératome périnéal ou pubien, un tératome testiculaire au contraire ne se prête pas aussi évidemment à cette interprétation. On en peut dire à peu près autant de l'inclusion abdominale.

La question de la pathogénie des tumeurs hétéromorphes peut donc à l'heure actuelle se résumer comme suit : l'origine de toutes ces tumeurs est connue, sinon dans ses détails, du moins dans ses lignes essentielles, sauf pour quatre catégories, qui sont :

1° Les kystes dermoïdes de l'ovaire.

2° Les dermoïdes profonds de l'abdomen.

3° Les tératomes testiculaires.

4° L'inclusion abdominale.

Il est facile de voir ce que cette constatation, même au point de vue spécial auquel nous nous sommes placés, a d'intéressant pour nous. En effet, comment ne pas être frappé de ce fait que le petit groupe des kystes dermoïdes profonds de l'abdomen est resté, seul avec les dermoïdes de l'ovaire proprement dits, réfractaire à la théorie qui a si bien réussi à élucider l'origine de tous les autres dermoïdes? Comment ne pas être frappé de cet autre fait que la glande génitale mâle partage avec la glande génitale femelle le privilège de renfermer des tératomes qui ne paraissent pas rentrer dans le domaine de la diplogenèse? Et comment serait-il permis de négliger de pareils éléments dans une enquête sur la pathogénie des dermoïdes de l'ovaire? Enfin, l'incertitude qui plane sur le mécanisme de l'inclusion abdominale vient encore compliquer le problème, puisqu'une théorie fort en faveur aujourd'hui tend à considérer les dermoïdes de l'ovaire comme un cas particulier de cette inclusion, et que le doute ne saurait guère être levé que par la connaissance exacte des conditious dans lesquelles elle se produit.

Le lecteur ne devra donc pas s'étonner si nous élargissons quelque peu le champ dans lequel le titre de ce travail semblerait devoir nous limiter, et si nous y réservons une place à l'étude de la pathogénie des dermoïdes profonds de l'abdomen et de celle des tératomes testiculaires. C'est la logique des faits qui nous oblige à aborder ces questions connexes, même lorsque nous devrons les laisser sans réponse.

III

Le titre que porte ce travail indique assez clairement quelles en sont les tendances. Il ne faudrait pas croire cependant qu'il ait été entrepris avec l'idée préconçue de défendre une théorie. Inspiré par les circonstances qui nous ont mis entre les mains une pièce d'un intérêt exceptionnel, ce travail n'avait d'autre but, à l'origine, que de fournir à l'étude de la pathogénie des dermoïdes de l'ovaire quelques éléments nouveaux. S'il a dévié de cette direction primitive, si les conclusions, d'éclectiques qu'elle devaient être, sont devenues à peu près exclusives, c'est que les faits ont en quelque sorte forcé notre conviction. Dès lors, nous n'avons point reculé devant l'expression entière de cette conviction, ni hésité à inscrire en tête de notre thèse inaugurale une proposition en complet désaccord avec les idées régnantes. Cela ne signifie pas que nous prétendions apporter une solution complète et définitive du difficile problème que soulève la pathogénie des dermoïdes de l'ovaire. En aucune façon. Nous espérons simplement montrer que, dans l'état actuel de la question et dans celui de la science, l'hypothèse de l'origine parthénogenétique est, de toutes les solutions proposées, celle qui paraît convenir au plus grand nombre de cas, soulever le moins d'objections, renfermer en un mot la plus grande part de vérité.

Le plan que nous adopterons sera le suivant : nous prouverons d'abord, par des faits, que les productions renfermées dans les dermoïdes ovariens sont des productions *d'origine ovulaire*, ou pour employer une expression qui ne peut laisser place à aucune ambiguïté, que ces kystes sont *embryonnés*. Cette partie de notre tâche sera singulièrement facilitée par la description, encore inédite, de la pièce la plus démonstrative et la plus importante, sans contredit, qui puisse servir à l'éclaircissement de ce point. Il s'agit d'un kyste dermoïde de l'ovaire que notre maître, M. Perier, a enlevé par la laparotomie en 1889, et dont il a bien voulu nous confier l'étude. Ce kyste renfermait l'ébauche non méconnaissable d'un embryon entier, quoique rudimentaire et monstrueux dans toutes ses parties.

Une fois en possession de ce caractère fondamental, dominateur de l'histoire des kystes dermoïdes de l'ovaire, de ce critérium sûr, nous serons en mesure de débattre les diverses hypothèses qui prétendent rendre compte de l'origine de ces kystes. Nous nous attacherons particulièrement à discuter la plus spécieuse de toutes ces hypothèses, celle de l'inclusion abdominale, ce qui nous entraînera à une étude assez étendue de cette monstruosité au point de vue morphologique et pathogénique. Notre conclusion, basée sur des arguments d'une valeur indiscutable, sera qu'aucune des hypothèses, autre que celle de l'origine parthénogenétique, n'est acceptable, au moins comme théorie générale.

Le terrain ainsi déblayé, nous exposerons l'état actuel de la science sur la question de la parthénogenèse et nous ferons voir que l'existence de ce mode de reproduction dans l'espèce humaine, à titre exceptionnel et sous une forme très incomplète, non seulement peut être admise, mais encore doit être prévue d'après les lois générales qui régissent les phénomènes de la reproduction dans le règne animal. En outre, des considérations d'un ordre tout différent, directement tirées de l'étude morphologique des productions embryonnaires ovariques, viendront corroborer l'hypothèse que ces productions n'appartiennent pas en réalité au domaine de la reproduction sexuée.

Enfin, nous terminerons en montrant, dans un dernier chapitre, comment cette solution apportée au problème de l'origine des dermoïdes ovariens, permet de résoudre aussi le problème connexe de l'origine des dermoïdes profonds de l'abdomen ; et nous ferons voir aussi comment on peut la concilier avec une théorie rationnelle de la pathogénie des tératomes testiculaires. Nous nous trouverons ainsi avoir passé en revue, au cours de ce travail, les principales tumeurs hétéromorphes dont l'origine restait encore énigmatique.

Certes, c'est là une tâche trop lourde pour que nous nous flattions de l'avoir accomplie sans défaillance. C'est aussi une tâche trop délicate et trop épineuse pour que nous ne sentions pas tout le prix de l'encouragement que M. le professeur Mathias Duval a bien voulu nous donner, et sans lequel nous ne l'eussions sans doute jamais entreprise. Il est précieux, pour celui qui défend des idées presque entièrement nouvelles, de pouvoir se couvrir de l'opinion d'un maître autorisé.

Non content d'avoir eu la part principale dans notre détermination, M. le professeur M. Duval nous en a facilité l'exécution en nous ouvrant libéralement son laboratoire. Nous y avons trouvé, dans M. le professeur agrégé Retterer, un guide d'une inépuisable obligeance : en inscrivant son nom en tête de notre travail, nous sommes loin d'acquitter la dette que nous avons contractée envers lui.

Nous souhaitions vivement que notre manuscrit, avant de voir le jour, fût soumis à l'examen de M. Camille Dareste, nul avis n'ayant plus de valeur à nos yeux que celui du fondateur de la tératogénie expérimentale. Nous exprimons au savant tératologiste toute notre reconnaissance pour la bienveillance avec laquelle il s'est rendu à notre désir, et nous prions son distingué préparateur, notre excellent collègue et ami Lamotte, de prendre sa part de nos remerciements.

CHAPITRE II

Kystes dermoïdes de l'ovaire contenant des parties embryonnaires.

I

On se demandera peut-être comment il se fait que l'existence de productions figurées dans les dermoïdes ovariens, si elle est réelle, ne soit pas depuis longtemps universellement admise et reconnue. Il est étrange, en effet, qu'une question qui semble ne relever que de l'observation pure reste si longtemps en discussion. Mais il y a à cela une raison : c'est que cette question, toute matérielle en apparence, soulève en réalité un point de doctrine des plus délicats. En effet, avant de pouvoir décider si telle production possède ou non le caractère embryonnaire, je dirai, pour plus de clarté, ovulaire. il eût été nécessaire de déterminer exactement en quoi consiste ce caractère ovulaire, où il commence, à quoi on le reconnaît. Cette condition essentielle n'ayant pu être remplie, il est arrivé qu'on a commencé par où l'on aurait dû finir. Au lieu de partir, pour interpréter la nature des productions dermoïdes, d'un critère fixe et commun, on est parti, le plus souvent, d'une idée préconçue, et l'on n'a cherché qu'à plier les faits à cette idée. Telle est la raison des étranges divergences qui ont partagé les auteurs dans l'interprétation d'un seul et même fait. Si les uns qualifient de maxillaire la même pièce osseuse que les autres traitent de maxilloïde, si les premiers reconnaissent des articulations là où les autres ne veulent voir que des capsules fibreuses, c'est que chacun se fait une idée particulière du caractère ovulaire : l'un lui donne une extension telle qu'il le voit presque partout, l'autre le confine dans un champ tellement rétréci qu'il ne le rencontre plus nulle part. Bien plus, il est des auteurs qui pensent pouvoir se dispenser totalement de l'examen des faits et érigent en principe que les productions contenues dans les dermoïdes de l'ovaire ne possèdent *jamais* le caractère ovulaire.

Pour mettre un terme à cet arbitraire et y substituer les procédés méthodiques, il faudrait donc s'attacher à faire le départ des structures auxquelles peut donner naissance la variabilité morphologique des divers types cellulaires, embryonnaires ou adultes, sains ou pathologiques, isolés ou combinés entre eux, et de celles qui supposent nécessairement un germe à leur origine. Une pareille enquête, si elle était un jour réalisable, aboutirait sans doute à cette conclusion qui les limites dans lesquelles se meut la variabilité cellulaire sont relativement fort étroites. On acquerrait la certitude, par exemple, que jamais des organes aussi compliqués qu'une dent ou même un poil ne peuvent se développer ailleurs que dans les régions qui les comportent normalement, quelles que puissent être d'ailleurs les transformations dont les cellules épidermiques prises en elles-mêmes soient susceptibles. Ainsi se trouverait démontrée, ipso facto, et de la manière la plus rigoureuse, l'origine ovulaire des kystes dermoïdes de l'ovaire. Malheureusement, cette méthode de démonstration n'est point permise dans l'état actuel de la science. Nous sommes donc dans l'obligation de recourir à une autre méthode, d'une moindre portée, mais cependant suffisante pour le cadre de ce travail. En effet, il est un point, placé en dehors et au-dessus de toutes les discussions histogéniques, et sur lequel tout le monde, quelque opinion que l'on professe au sujet de la spécificité cellulaire, doit tomber d'accord : c'est que, si une cellule encore faiblement différenciée, une cellule embryonnaire peut engendrer par prolifération métamorphique toute une lignée de tissus variés, elle ne saurait pourtant engendrer un embryon personnalisé, un individu ; c'est là un privilège qui, de par les principes mêmes qu'a posés M. Bard, ne peut appartenir qu'à la *cellule nodale* initiale, à la cellule germe, ou, pour mieux dire, car j'ai hâte de sortir de l'abstraction, à l'ovule. Si donc nous prouvons que, parmi les néoformations des dermoïdes ovariens, il se rencontre des embryons individualisés, nous aurons mis hors de doute, n'est-il pas vrai, que quelques-uns au moins de ces dermoïdes sont d'origine ovulaire ? Et si nous démontrons ensuite que ces cas, que l'on peut appeler les cas types, sont reliés aux autres, aux cas frustes, par des transitions ménagées, c'est-à-dire par des kystes contenant non plus des embryons entiers, mais des parties embryonnaires, des appareils, des organes de moins en moins importants, de plus en plus réduits, qui donc voudra soutenir que la nature de ces productions n'est pas une ? Ne sera-t-il pas évident, dès lors, que tout kyste dermoïde de l'ovaire représente bien, comme le voulait G. St-Hilaire, un être très imparfait, à peine ébauché, mais pourtant distinct ? Et si tous les kystes dermoïdes de l'ovaire sont embryonnés, ne s'ensuit-il pas nécessairement que tous sont d'origine ovulaire ?

Pratiquement, la méthode que nous suivons se réduit à mettre sous les yeux du lecteur la description des kystes à embryons entiers et de quelques-uns des kystes à parties embryonnaires les mieux caractérisés, car ceux qui occupent les degrés intermédiaires et inférieurs de l'échelle, c'est-à-dire les kystes osseux, dentigères, pilifères, ou simplement épidermoïdaux, sont d'observation si vulgaire qu'il est inutile d'en citer aucun exemple.

Nous classerons toutes ces productions par ordre de complexité décroissante, c'est-à-dire que nous placerons en tête les embryons présentant un état approximatif d'intégrité. Puis viendront les os, agrégés ou isolés, et par là nous entendons non pas ces pièces osseuses amorphes qui comptent parmi les productions les plus communes, mais seulement celles dont la configuration rappelle si exactement des os du squelette qu'aucun doute ne peut être élevé sur leur identité. Nous passerons ensuite en revue le système nerveux (cordons et centres), les mamelles, les organes des sens, les ongles et enfin les muqueuses. D'autres organes que ceux qui sont désignés sous ces rubriques, comme le tube digestif et ses glandes (parotide), ont été trouvés aussi dans les kystes dermoïdes; mais comme il eût fallu, pour leur créer des cadres spéciaux, disloquer certaines observations, il nous a paru préférable de nous en tenir à cette classification, toute artificielle et incomplète qu'elle soit.

Observation personnelle (Inédite). *Kyste dermoide de l'ovaire contenant un embryon rudimentaire.*

La femme qui fait le sujet de cette observation est âgée de 34 ans. Elle a été réglée à l'âge de 12 ans, et toujours régulièrement jusqu'ici. Mariée depuis 3 ans, elle n'a jamais eu d'enfant ni de fausse couche.

Il y a 3 ans et demi, six mois avant son mariage, elle éprouva de vives douleurs abdominales qui la forcèrent à garder le lit pendant une semaine. Elle s'aperçut alors, pour la première fois, qu'elle portait une tumeur dans la fosse iliaque gauche. Depuis lors, le volume de cette tumeur s'est accru par poussées successives ; à plusieurs reprises, elle a occasionné des douleurs assez vives pour obliger la malade à s'aliter. Les règles n'ont pas été influencées ; elles sont peu abondantes,

Par le palper abdominal, on constate l'existence d'une tumeur à peu près médiane, du volume d'une tête de fœtus, lisse, arrondie, fluctuante. Le col de l'utérus est petit, conique. L'utérus est en rétroversion : le corps de l'organe occupe le cul-de-sac postérieur. La tumeur reconnue par le palper abdominal fait saillie dans le cul-de-sac antérieur ; les mouvements qu'on lui imprime se communiquent à l'utérus. La pression est légèrement douloureuse.

Laparotomie, par M. Perier, le 10 septembre 1889. Après l'incision de la paroi abdominale, on se trouve en présence d'un kyste dermoïde de l'ovaire droit développé dans le ligament large, adhérent au péritoine du petit bassin. La tumeur est ponctionnée avec un gros trocart : il s'écoule un liquide huileux qui se fige instantanément dans le tube évacuateur. Le trocart retiré, une touffe de cheveux se présente à l'orifice de la ponction ; ils sont extraits, et à leur suite on en retire de la même manière une assez grande quantité. Les adhérences qui existaient sur presque toute la surface du kyste sont alors rompues par voie de décollement. Ligature en chaîne, puis section du ligament large et de la trompe.

Description macroscopique de la tumeur. — La tumeur, de forme sphérique, est revêtue par le péritoine. Le pédicule est constitué par le ligament de l'ovaire et par la moitié interne de la trompe. La moitié externe ainsi que le pavillon, dont les franges sont hypertrophiées et l'orifice oblitéré, est adhérente à la face antérieure de la tumeur. Le conduit de la trompe est au contraire perméable dans toute sa longueur. L'ovaire, allongé transversalement et aplati, est également fixé à un centimètre au-dessus du pavillon de la trompe. Au voisinage de son extrémité externe se voit, enchaîné dans la paroi du kyste principal, un kyste secondaire du volume d'une cerise, transparent, à contenu séreux. C'est là tout ce que l'on remarque extérieurement. Ouvrons maintenant le kyste.

Le contenu, qui était primitivement un liquide huileux, mais qui s'est solidifié aussitôt exposé à la température ambiante, ressemble à de la graisse de veau. Il est mêlé d'une quantité considérable de cheveux longs et très fins ; plusieurs lavages à l'éther sont nécessaires pour l'éliminer complètement. La paroi interne apparaît alors. On y distingue deux portions d'aspect différent et d'étendue inégale. La plus grande présente une coloration gris rosé et une surface complètement lisse, à part quelques brides et débris de membranes qui proviennent évidemment d'anciens kystes secondaires rompus à l'intérieur du kyste principal. La plus petite, qui forme dans la précédente une enclave large comme la paume de la main, est dermoïde. Au centre se détache une masse dont nous ne saurions mieux rendre l'aspect général qu'en la comparant au corps d'un petit quadrupède qui serait adhérent à la paroi interne du kyste par sa face dorsale, pourvu de quatre membres inégaux, et terminé, en guise de tête, par un massif osseux cubique, surmonté de trois dents. L'orientation de l'ensemble est telle que l'extrémité céphalique se trouve en rapport intime avec l'ovaire. La peau, hérissée de grosses papilles coniques, couverte de poils longs et fins, se continue sans démarcation avec celle qui constitue le reste de la surface dermoïde.

On remarque, en outre, près du côté gauche de l'embryon, mais complètement indépendants de lui :

1° Un cordon cylindrique, de 4 à 5 millim. de diamètre, contourné en demi-cercle. La partie moyenne de cette anse disparaît entre la face dorsale de l'embryon et la paroi interne du kyste, mais elle n'adhère à l'une et l'autre que par du tissu conjonctif lâche. Les deux extrémités sont flottantes, lâchement reliées à la paroi du kyste par un repli membraneux qui rappelle un mésentère, car il est parcouru par des vaisseaux. En sectionnant le cordon en question, on reconnait que c'est un tube à parois épaisses dont la lumière est remplie par une substance glaireuse analogue au méconium.

2° Un os creux, placé à la hauteur de la tête, et que nous comparerons pour la forme et le volume, sans attacher d'ailleurs aucune importance à cette comparaison, au corps du sphénoïde. Sa cavité est tapissée d'une membrane fibreuse rappelant la dure-mère.

Maintenant que la disposition de l'ensemble nous est connue, reprenons avec plus de détail, en nous aidant de la dissection, l'étude du kyste et celle de l'embryon.

Dissection. — Par une coupe pratiquée sur la paroi du kyste et intéressant l'ovaire, on reconnaît que cet organe est réduit à un stroma fibreux entouré d'une masse de kystes dont plusieurs atteignent un volume notable. Le plus grand nombre de ces kystes font saillie du côté de la paroi interne du kyste principal, autour de l'extrémité céphalique de l'embryon. Les uns sont complètement clos, les autres sont ouverts plus ou moins largement dans la cavité du kyste principal. Quelques-uns ont les caractères des kystes mucoïdes ; d'autres présentent une paroi nettement dermoïde, souvent même pilifère. Ce sont des kystes dermoïdes petits, mais non méconnaissables et parfaitement indépendants du kyste principal.

L'embryon a déjà été décrit extérieurement. Ajoutons seulement un détail à cette description. Dans la région que nous appellerons, par analogie, pubio-hypogastrique, l'attention est attirée par une petite protubérance cylindro-conique, longue de 3 millimètres environ, entourée d'un repli cutané en forme de fer à cheval, garnie de poils plus longs et plus serrés que partout ailleurs. Sur le sommet de cette saillie, on aperçoit distinctement un petit orifice circulaire, de sorte que l'ensemble fait songer à un pénis en miniature.

Une incision longitudinale est tracée sur la face antérieure du tronc, puis prolongée sur les quatre membres. Partout on rencontre une épaisse couche de tissu adipeux. Après avoir récliné cette couche, on arrive sur le squelette.

Ce squelette est recouvert dans toutes ses parties d'une membrane fibreuse, véritable périoste qui lui adhère intimement. Il se compose de quatre membres articulés sur un axe commun qui tient la place de la colonne vertébrale et de la tête.

Les quatre membres sont tous parfaitement reconnaissables, bien que rudimentaires et bizarrement contournés. Les membres inférieurs sont plus grands et plus complètement développés que les supérieurs. Dans chaque membre, les extrémités terminales sont mieux conformées que la partie moyenne et surtout que la racine du membre. Il semble qu'à mesure qu'on se rapproche de la périphérie, on rencontre des phases de plus en plus avancées du développement.

Le membre inférieur droit est le plus parfait. Le pied compte quatre orteils, composés chacun de deux phalanges. Ces phalanges, qui ne mesurent guère plus de 3 à 4 millimètres pour les premières et de 2 pour les phalanges unguéales, reproduisent d'une manière remarquablement exacte la conformation normale. Celles des deux orteils externes sont intimement adhérentes à la peau qui est épaisse et comme cornée. Aux quatre orteils font suite quatre métatarsiens, formés chacun d'une diaphyse et de ses deux épiphyses. Puis vient le tarse, dans lequel on reconnaît facilement le calcanéum et l'astragale ; les autres os sont également représentés par des osselets distincts, mais trop petits pour pouvoir être déterminés. Toutes ces articulations peuvent jouer; mais l'ensemble est recouvert d'une enveloppe fibreuse qui noie les formes, ce qui fait que la figure ne reproduit pas complètement tous ces détails. La longueur totale du pied est de 2 centimètres. La jambe se compose de deux os articulés avec le pied, mais tous deux sont trop mal conformés pour qu'on puisse reconnaître aucun des détails anatomiques du tibia et du péroné. Vient ensuite une boule osseuse informe. Est-ce la tête du fémur? Elle s'articule avec un os dont la configuration rappelle assez bien les principaux traits de celle d'un os iliaque. Il se compose, en effet, d'une partie centrale (invisible sur la figure) regardant en arrière, légèrement concave, échancrée sur son bord inférieur à la place de l'échancrure sciatique et de deux épiphyses, l'une occupant la place de l'ischion, l'autre placée en avant : c'est cette dernière qui s'articule avec le fémur.

Autour de ces os, on ne voit point de muscles proprement dits, mais seulement

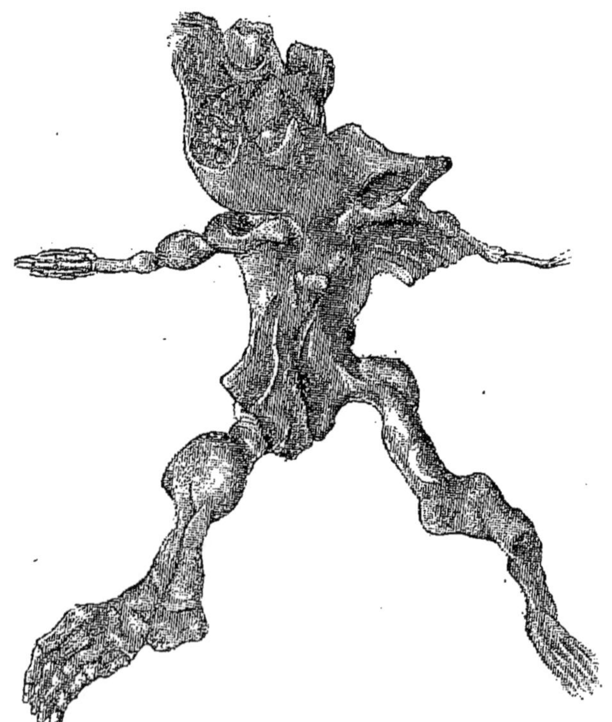

FIG. 1. — Squelette de l'embryon après dissection (grandeur naturelle).

quelques faisceaux de fibres grisâtres qui se perdent dans la graisse. On remarque en outre un cordon blanc, arrondi, de 1 millim. de diamètre, qui sort avec plusieurs autres plus petits du canal rachidien, ouvert en avant comme nous le dirons plus loin, passe dans l'échancrure sciatique, et s'épanouit en nombreux filets qui se distribuent aux parties molles du membre. Ce cordon rappelle donc par son trajet le nerf sciatique.

Le membre inférieur gauche présente moins de détails reconnaissables que le droit. Le pied, beaucoup plus petit, se confond presque avec son fourreau cutané, qui est épais, dur et presque corné. Ce n'est qu'avec peine et par fragments que l'on peut isoler trois métacarpiens et leurs orteils, moitié osseux, moitié fibreux. Le tarse et la jambe sont réduits à de petits os très courts et complètement informes. En revanche, le fémur est beaucoup mieux conformé : il se compose d'une diaphyse et deux épiphyses, la supérieure arrondie et articulée avec l'os iliaque. Ce dernier ressemble à celui du côté droit. Ils sont séparés l'un de l'autre sur la ligne médiane par une large fente qui se continue avec le canal médullaire béant et donne passage à des nerfs. (Ces détails sont atténués sur la figure parce que la dissection n'avait pas encore été poussée très loin au moment où le dessin a été fait.) Le membre inférieur gauche est également pourvu d'un nerf sciatique.

Le membre supérieur droit comprend : une main, dont les doigts et les métatarsiens sont très petits, mais reconnaissables ; plusieurs osselets représentant le carpe ; un seul os long à la place de l'avant-bras ; un os ovoïde tenant lieu d'humérus. Ce dernier s'articule avec une clavicule parfaitement conformée, en forme d'S, et qui se rattache elle-même avec la colonne vertébrale. Rien qui rappelle l'omoplate.

Le bras gauche existe, mais il est fibro-cartilagineux dans toutes ses parties, dont la détermination est très difficile. On reconnaît cependant des tractus fibreux représentant les doigts. La clavicule est ossifiée, presque aussi grande que celle du côté opposé, mais moins bien conformée.

La situation des deux clavicules est importante à constater parce qu'elle permet de déterminer la face ventrale et la face dorsale, ce que l'examen du reste de l'embryon n'aurait pu permettre de faire avec certitude.

A la place de la tête, on ne trouve qu'un seul os, irrégulièrement cubique, soudé au rachis par l'une de ses faces. La face opposée porte trois dents : une petite molaire, une canine et une incisive. Ces deux dernières, quoique entièrement développées, sont encore renfermées dans leur alvéole. Sur sa face latérale droite, ce même os présente une cavité dans laquelle est logée une glande du volume d'une noisette, dont l'aspect et la consistance rappellent tout à fait celle des glandes salivaires. La face gauche donne naissance latéralement à une sorte d'aile qui se recourbe en crochet pour aller rejoindre l'articulation du bras gauche avec la clavicule. Peut-être conviendrait-il de voir dans cette formation l'ébauche de l'omoplate.

Il n'existe pas, à proprement parler, de rachis, mais seulement une colonne osseuse médiane, composée de plusieurs pièces allongées parallèlement à l'axe, soudées ensemble, et sans aucun rapport avec des vertèbres. A sa partie inférieure, ce rachis est largement ouvert en avant sur la ligne médiane pour donner passage à plusieurs filets nerveux qui se rendent aux membres inférieurs, entre autre les deux sciatiques décrits plus haut. L'origine de ces filets se perd dans des interstices osseux. On ne voit pas de véritable canal médullaire ni de moelle.

A son tiers inférieur, ce rachis porte en avant une petite saillie légèrement bifurquée qui rappelle par là la fourchette sternale. En outre, de la face latérale droite du rachis partent quatre ou cinq appendices costiformes dont l'un est osseux, les autres simplement fibreux. Le tout forme une sorte de gril costal qui figure très bien l'une des moitiés d'une cage thoracique en miniature. Aucune trace de viscères thoraciques.

Examen microscopique. (En collaboration avec M. RETTERER.) — Les coupes pratiquées sur la peau montrèrent une structure assez variable suivant es points examinés et différant surtout de celle de la peau normale par l'énorme développement du corps papillaire et par celui des glandes sébacées qui étaient à la fois très nombreuses et très volumineuses. Ces caractères sont ceux que présente généralement la peau dans les kystes dermoïdes de l'ovaire.

Le cordon cylindrique situé à côté du corps de l'embryon montra, sur des coupes transversales, la structure de l'intestin grêle aussi typique que possible. Il était composé, de dehors en dedans : 1° d'une tunique séreuse ; 2° d'une tunique musculaire relativement très épaisse ; la couche des fibres circulaires surtout était hypertrophiée ; 3° d'une couche musculaire sous-muqueuse ; 4° d'une tunique muqueuse portant à sa surface interne des villosités bien développées. L'épithélium cylindrique manquait sur le sommet des villosités, sans doute par suite du séjour assez prolongé de la pièce dans l'alcool, mais il se retrouvait dans leur intervalle et tapissait les glandes, qui étaient nombreuses, bien développées et identiques à celles de l'intestin normal. Les vaisseaux venaient de la membrane séreuse que nous avons déjà signalée comme jouant le rôle de mésentère

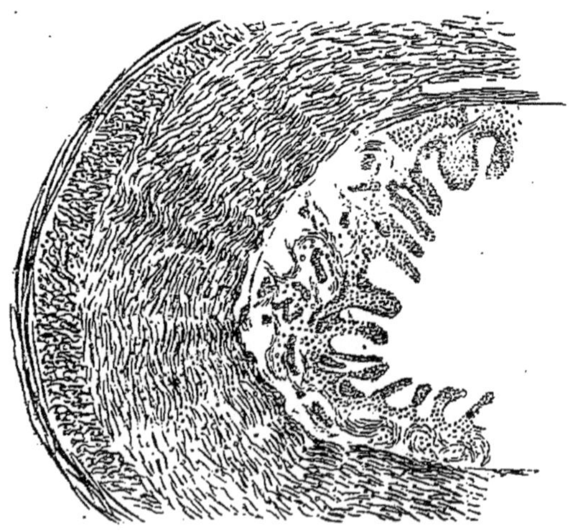

FIG. 2. — Coupe de l'intestin de l'embryon.

Les caractères histologiques des différents cordons nerveux et notamment du plus volumineux, le nerf sciatique droit, étaient tout à fait normaux.

Les faisceaux de fibres noyées dans la graisse du membre inférieur gauche furent aisément reconnus pour des fibres musculaires striées.

La petite éminence située dans la région pubienne et qui avait d'abord fait songer à un pénis rudimentaire fut l'objet d'une étude spéciale de la part de M. Retterer. Après l'avoir débitée en coupes sériées, il reconnut qu'il s'agissait d'un mamelon. Les conduits galactophores aboutissaient tous dans un canal central dont l'orifice était visible à l'œil nu sur le sommet du mamelon. La mamelle était donc conformée sur le type de la mamelle humaine embryonnaire ou encore sur celui de la mamelle des ruminants.

La paroi du kyste principal, examinée sur plusieurs points, montra un épithélioma pavimenteux stratifié, mais sans glandes, ni poils, ni papilles. Parmi les kystes secondaires, plusieurs, notamment ceux que nous avons déjà signalés comme pilifères, étaient revêtus d'épithélium pavimenteux stratifié. D'autres possédaient un épithélium cylindrique simple.

Il ne saurait y avoir le moindre doute sur la nature de la pièce que nous venons de décrire. Il s'agit d'un ovaire atteint de dégénérescence kystique à la fois dermoïde et mucoïde, et ce qui fait l'intérêt exceptionnel du cas, c'est la présence dans l'une des poches d'une production tératoïde dans laquelle il est impossible de ne pas reconnaître les linéaments d'un embryon.

Peut-on agiter ici, comme on l'a fait souvent pour d'autres cas, la question de la grossesse ovarique? Cette hypothèse, qu'aucun de ceux qui ont eu la pièce sous les yeux n'a jugée un seul instant admissible, sera peut-être reprise par d'autres. Il n'est donc pas superflu de la discuter, et nous le ferons, dans le chapitre suivant, d'une manière complète, à propos de la théorie de la grossesse extra-utérine. Pour le moment, nous nous contentons de rappeler que la description macroscopique et microscopique se rapporte bien à un kyste dermoïde et non à un œuf ectopique.

L'observation que nous venons de donner n'est pas complètement isolée. Il existe dans la science un autre cas au moins de kyste dermoïde manifestement embryonné. C'est celui qu'a fait connaître A. Key.

A. KEY. *Hygiea*. Stockolm, Bd XXVI, p. 300, et *Schmidt's Jahrbücher*, Bd CXX, p. 156. — Femme de 68 ans. En faisant l'autopsie, on sectionne en même temps que la ligne blanche la paroi crétacée d'un kyste. Cette capsule renfermait une tumeur adhérente par un large pédicule, qu'Axel Key démontre être un kyste dermoïde. La cavité, du volume d'une tête d'adulte, était bourrée de cheveux gris. Des cheveux semblables étaient en outre implantés en grand nombre sur la paroi du kyste. Sur cette même paroi siégeait une masse allongée, mesurant 4 pouces, blanchâtre, dont la conformation rappelait tout à fait celle d'un fœtus grossièrement ébauché, adhérent largement à la paroi par son extrémité céphalique. Cette protubérance était recouverte de peau à sa surface. Les extrémités étaient représentées ; les pieds en particulier avaient des orteils et des ongles. A l'intérieur du corps on ne trouvait guère que de la graisse et quelques pièces osseuses plus ou moins volumineuses. La tête contenait une masse cérébrale dans laquelle le microscope démontra des éléments nerveux.

Le cas suivant, rapporté par Cruveilhier, peut être mis presque sur la même ligne que les deux précédents, bien que l'auteur l'ait donné seulement comme celui d'un kyste dermoïde contenant des ongles. En effet, en considérant la figure donnée par Cruveilhier et en la rapprochant de celle de notre embryon, on sera sans doute frappé comme nous de la ressemblance qui existe entre les deux cas. Voici d'ailleurs la description de Cruveilhier.

CRUVEILHIER. *Atlas d'an. path.*, 18e livraison, pl. 5, fig. 3 et 4. — Le kyste, de la grosseur d'une tête d'enfant, était rempli par une matière butyreuse, en-

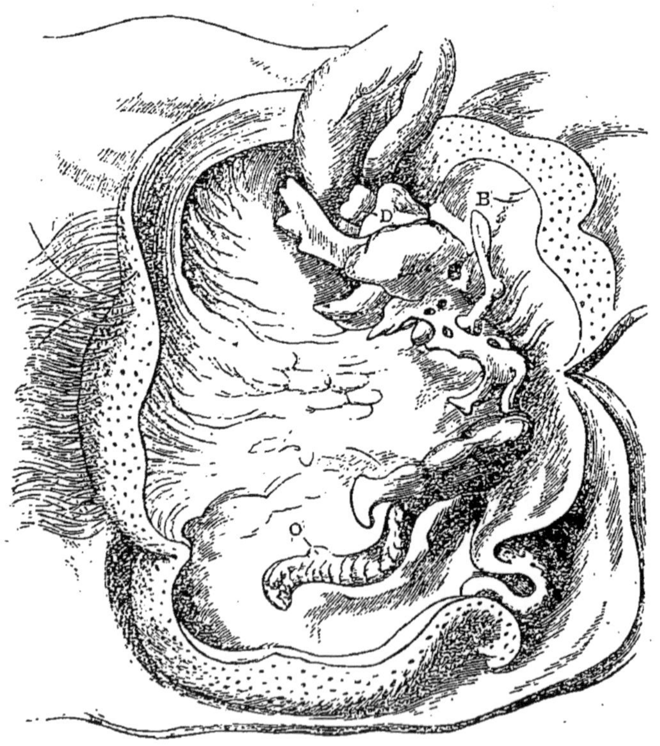

FIG. 3. — Reproduction de la planche de Cruveilhier, XVIIIe livraison, pl. 5. (D'après Bland Sutton). D, dent ; O, production unguiforme terminant un membre inférieur ; B, bras.

tourant de toutes parts un peloton de poils enchevêtrés, reliés par une longue mèche à la paroi sur laquelle ils avaient leur point d'implantation. « La partie du kyste d'où naît la mèche et le voisinage de ce point, présentent une disposition tout à fait étrangère au reste des parois ; elle est convexe et formée de deux tumeurs séparées l'une de l'autre par un sillon vertical et revêtues de tissu cutané. En outre, l'une de ces tumeurs est bifurquée à son extrémité inférieure et présente deux petits étuis cornés qui revêtent les deux extrémités de cette bifurcation et emboîtent une petite avance osseuse. » Cruveilhier considère ces deux productions cornées comme des ongles.

En disséquant l'une des tumeurs, on trouva dans son intérieur, noyée au milieu du tissu adipeux, « une charpente osseuse, de forme fort irrégulière, dont toutes les parties sont continues et soudées entre elles, et au milieu de laquelle il est impossible de déterminer non seulement un os, mais encore la plus petite partie d'un os ».

Malgré cela, le squelette figuré par Cruveilhier présente certainement avec le nôtre, dans son ensemble, un air de parenté. Ce petit squelette se compose, en effet, de plusieurs parties distinctes : 1° une extrémité supérieure, plus volumineuse, très irrégulière, portant deux dents, une canine et une molaire ; 2° une partie moyenne, rétrécie, occupant la place de la colonne vertébrale ; 3° des appendices terminaux, savoir : un appendice latéral, occupant la place d'un bras, et composé de deux pièces qui paraissent être articulées ; un appendice inférieur bifurqué. Cette bifurcation correspondait précisément à celle qui fut constatée sur la tumeur avant la dissection, et dont les branches se terminaient par les deux prolongements cornés que Cruveilhier appelle des ongles. Dans notre cas, il existe une disposition très analogue ; l'extrémité des pieds est revêtue d'un fourreau cutané, épais, dur et presque corné.

Il n'est donc pas téméraire, selon nous, de croire que nous sommes encore ici en présence de l'ébauche d'un embryon, mais beaucoup plus imparfaite que dans les deux autres cas.

Ces trois observations sont les seules, à notre connaissance, concernant des embryons entiers. On trouve dans les *Bulletins de la Société anatomique* (1833, p. 78), au-dessous d'une communication de kyste dermoïde de l'ovaire, les lignes suivantes :

« M. le Président (Cruveilhier) rappelle en outre que la Société a reçu, il y a quelques années, un kyste ovarique contenant un squelette complet de fœtus en miniature, réduit au volume d'une abeille. »

Ce cas ne se confond certainement pas avec celui que nous venons de rapporter, mais il est présenté d'une manière trop vague et trop succincte pour pouvoir entrer en ligne de compte.

Os. — Dans les faits que nous allons maintenant passer en revue, il ne s'agit plus que d'organes isolés. Parmi eux, les os tiennent la première place sous le rapport de la fréquence.

Klaussner. Ein Fall von Dermoidkyste des Ovar. *Deutsche Ztschr. f. Chir.* Leipz. 1889-1890, XXX, p. 177. — Femme de 30 ans. Le kyste en lui-même n'offrait rien de particulier, mais il contenait une partie embryonnaire parfaitement conformée, composée d'un métacarpe avec lequel s'articulaient cinq doigts munis d'ongles, reconnaissables avec une entière certitude.

Demarquay. *Société de chir.*, 1862, p. 534. — Kyste dermoïde trouvé chez une femme de 52 ans, contenant cinq dents. « Mais ce n'est pas ce qu'on observe de plus curieux dans ce kyste. Il existe dans ses parois de véritables os aplatis, ayant l'apparence des côtes ordinaires d'un adulte, longs de 12 à 15 centimètres et larges de 2 ou 3. Il n'y en a que deux qui présentent ce volume. A côté de ces os volumineux, on trouve de petites plaques osseuses, minces et irrégulières, qui présentent exactement les mêmes caractères que les os précédents. »

Gomez Torres. *Ann. de gynéc.*, 1878, VI, p. 401. — Dans un kyste dermoïde multiloculaire, on trouva plus de cent dents à toutes les périodes du développement, des os nombreux, dont l'un rappelait le frontal, un autre le temporal, mais de dimensions disproportionnées, un autre le sacrum, etc.

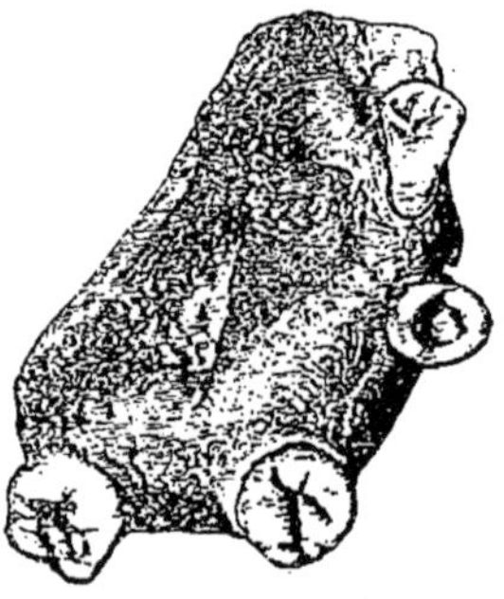

Fig. 4. — Os dentigère trouvé dans un kyste dermoïde de l'ovaire. (D'après Bland Sutton.) La conformation est celle d'un maxillaire supérieur.

Lawson Tait. *Traité des maladies de l'ovaire*, p. 230. — Dans un kyste de l'ovaire que j'ai examiné, sous la direction de mon ami et maître le Dr Grainger Stewart, il y a plusieurs années, dans la substance d'une paroi placée entre deux loges, des os plats, qui étaient certainement quelques-uns des os du crâne, s'étaient développés, et près d'eux on pouvait sentir les représentants des os d'un membre rangés en ordre.

Chantreuil. *Soc. Anat.* Paris, 1886, p. 486. — Kystes dermoïdes des deux ovaires, chez une femme morte en couches. Il existait trois kystes, deux à droite, un à gauche. Tous trois contenaient des os et des dents. « L'un de ces os ressemblait au premier abord à un os hyoïde ; mais on trouvait dans son voisinage une dent canine et un morceau d'alvéole, qui faisaient reconnaître dans cet os, vu de près, un véritable maxillaire inférieur. Les deux extrémités étaient terminées par cinq dentelures osseuses. » Le troisième kyste contenait, entre autres productions, une petite masse blanche, molle, offrant assez bien l'aspect d'une pulpe nerveuse, et deux faisceaux musculaires.

BOURNEVILLE et BOURGEOIS. *Soc. de biologie*, 1867, p. 113. — Jeune fille de 17 ans. Kyste de l'ovaire gauche, portant à sa face interne quatre ou cinq kystes secondaires, les uns remplis de matière sébacée, les autres distendus par un liquide limpide. La poche mère était remplie par de la matière sébacée contenant une grande quantité de cheveux dont beaucoup étaient encore implantés sur différents points de la paroi. On trouva aussi, encastrées dans la paroi, deux plaques osseuses revêtues de périoste, l'une ressemblant à un temporal, l'autre à un cornet du nez.

Nous reproduisons la figure donnée par Bourneville et Bourgeois afin que le lecteur puisse s'assurer par lui-même que les ressemblances indiquées par les auteurs ne sont pas le résultat d'une illusion.

Parmi les os, les maxillaires méritent une mention spéciale. On en a décrit dans un très grand nombre de cas, et si parfois la forme de l'os et la disposition des dents justifiaient bien réellement cette définition pour les yeux les moins prévenus, il est arrivé souvent aussi que les observateurs ont qualifié de maxillaires des os à peu près informes par cette seule raison qu'ils portaient une ou plusieurs dents. Cette manière de voir a été fort critiquée. Nous croyons cependant, pour notre part, qu'elle est au fond parfaitement judicieuse. Les dents, comme tout autre organe, ont leur place marquée d'avance dans le plan de l'embryon, que cet embryon soit monstrueux ou non. Cette place, ce sont les bourgeons maxillaires. On peut donc dire que la caractéristique nécessaire et suffisante d'un maxillaire, c'est assurément la présence de germes dentaires. Cela est tellement vrai que lorsqu'un paléontologiste trouve un simple fragment d'os portant une dent ou seulement une alvéole, il ne lui en faut pas davantage pour affirmer que cet os est un maxillaire. Pourquoi donc les pathologistes agiraient-ils autrement? Supposer qu'une dent, c'est-à-dire un organe en somme fort complexe, un organe à la formation duquel concourent à la fois l'ectoderme et le mésoderme, puisse se développer ailleurs que dans les bourgeons maxillaires, n'est-ce pas revenir à la plus ancienne et à la moins scientifique de toutes les hypothèses tératologiques, à celle du germe primitivement monstrueux? N'est-ce pas aggraver encore les invraisemblances de cette hypothèse que d'admettre la transposition spontanée de tout ou partie de l'appareil dentaire, c'est-à-dire un fait qui échappe à toutes les lois du développement phylogénique aussi bien qu'ontogénique, et dont la tératologie ne nous fournit aucun exemple? Nous n'hésitons donc nullement à admettre comme parfaitement authentique la présence fréquente de maxillaires

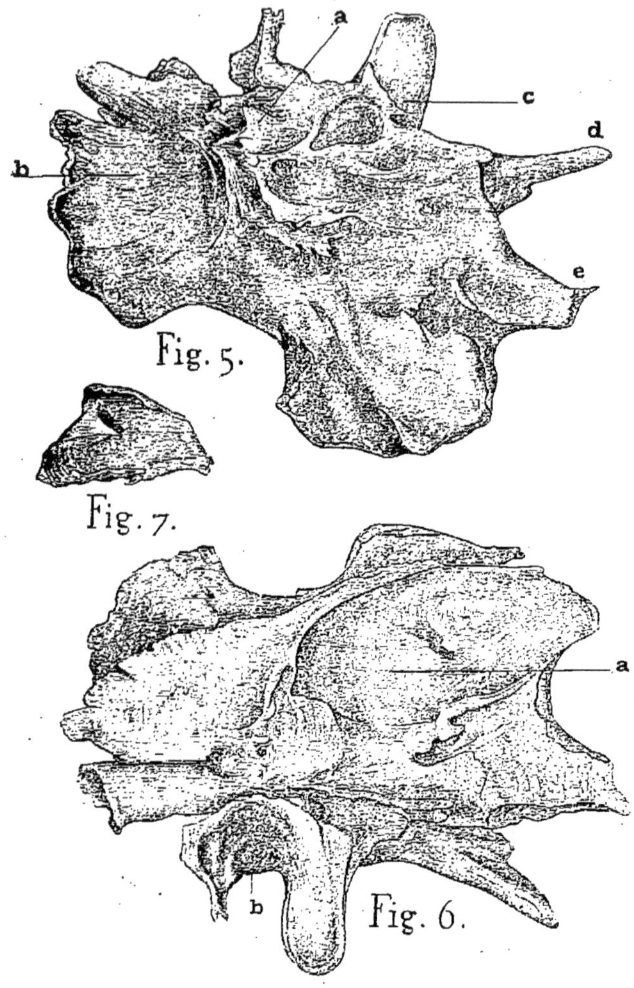

Os temporal trouvé dans un kyste dermoïde de l'ovaire, d'après BOURNEVILLE et BOURGEOIS (demi-grandeur).

FIG. 5. — *a*, rocher ; *b*, fosses latérales ; *c*, apophyse mastoïde, *d*, apophyse styloïde ; *e*, apophyse zygomatique.

FIG. 6. — *a*, fosse temporale ; *b*, cavité condylienne.

FIG. 7. — Petit os isolé et comparable à un cornet nasal, trouvé dans le même kyste.

dans les kystes dermoïdes de l'ovaire, et nous allons en citer quelques exemples.

Cousin. Thèse de Paris, 1877, obs. XXVIII. — En deux points différents, deux os font saillie hors de la masse centrale. Ils portent des dents alignées, rappelant par leur disposition les arcades dentaires. Le nombre de ces dents apparentes est de 29, dont 15 molaires, 8 incisives, 1 canine, et 5 sans aucun type précis. Une dissection attentive fait découvrir douze autres dents complètement renfermées, comme les dents de seconde dentition, au milieu du tissu osseux. Ce qui fait un total de 41 dents.

Cousin. Thèse, obs. VI. — Sur la paroi interne, on aperçoit d'abord un bouquet de dents rangées dans une disposition curviligne, comme elles le seraient ur une mâchoire d'enfant de 7 ans. On peut les classer de la façon suivante ; deux incisives contiguës, puis une canine également contiguë aux deux autres; à 3 ou 4 millim. plus loin, une deuxième canine. Ces quatre dents avoisinaient te pédicule.

Lauverjat (*Nouvelle méthode de pratiquer l'opération césarienne*, 1788, p. 143). — A rencontré une mâchoire armée de neuf dents, sorties de leurs alvéoles, aussi blanches et aussi dures que celles d'un enfant de huit mois.

Mahot. *Société anat.*, 1867, p. 102. — Kyste dermoïde multiloculaire. En deux points différents, deux os considérables font saillie hors de la masse centrale; ils portent des dents alignées rappelant par leur disposition les arcades dentaires. Par une dissection minutieuse, on découvre dans la masse centrale d'autres os, dont l'un rappelle assez bien pour le volume et pour la forme un maxillaire supérieur portant huit dents, et l'autre une moitié de maxillaire inférieur portant cinq dents.

P. Ruge. *Soc. obst. et gynéc. de Berlin. Centralblatt f. Gynæk.*, 1890, 1, p. 99. — P. Ruge a trouvé dans un kyste dermoïde, au-dessous d'un os qui ressemblait à un maxillaire inférieur muni de molaires, une petite masse qui, par sa forme, sa grosseur et sa structure acineuse, donnait l'idée d'une glande sous-maxillaire.

L'adjonction d'une glande salivaire à un os qui porte déjà des dents constitue bien évidemment le fait le plus propre à confirmer l'opinion que cet os est un maxillaire.

Ne quittons pas les maxillaires sans dire aussi quelques mots des dents, qui tiennent une si grande place dans la composition des dermoïdes ovariens. Ces dents sont tantôt parfaitement normales sous le rapport de la forme et de la structure, identifiables par conséquent à l'un des types de la première ou de la seconde dentition, incisives, canines ou molaires, tantôt au contraire elles ne se laissent rattacher à aucun type déterminé. La racine peut manquer, mais ce qui ne manque guère, même lorsque la dent repose directement sur la paroi du kyste, sans l'intermédiaire d'aucun os, c'est la présence, autour de la base, d'une zone muqueuse bien distincte, en un mot d'une véritable gencive. Le nombre de ces dents est très variable. Il est généralement inférieur au chiffre de la dentition normale. Cependant, on cite le cas de Cleghorn (*Trans. of the Irish Academy*, t. I, p. 173) dans lequel il existait 44 dents, et celui d'Authenrieth (*Arch. de Reith et d'Authenrieth*, vol. VII) où l'on en compta plus de 300. Fait digne de remarque, lorsqu'il existe plusieurs dents dans un kyste, elles sont toujours voisines les unes des autres, et souvent même, lorsque leur espèce est reconnaissable, on constate qu'elles sont rangées dans l'ordre même qu'elles occuperaient sur une mâchoire normale.

SYSTÈME NERVEUX. — On a trouvé, dans les kystes dermoïdes de l'ovaire, des éléments appartenant soit au système nerveux central, soit au système nerveux périphérique.

NEUMANN. (Doppel multiloc. Dermoïd, etc. *Archiv. f. path. Anat.*, 1886. Bd CIV, p. 462.)

Kyste dermoïde bilatéral chez une fille de dix-huit ans, datant de trois ans.

A gauche, le kyste dermoïde était biloculaire ; l'une des poches contenait des poils et différentes pièces osseuses ; l'une de ces pièces avait la forme d'une phalange ; une autre portait deux dents. Dans la cavité du kyste, on trouva un petit corps gros comme une noisette, complètement libre, mais qui avait dû autrefois être rattaché à la paroi par un pédicule ; il était revêtu de peau e constitué à l'intérieur par du tissu osseux dans lequel était implantée une dent.

Dans une petite cavité, située entre les deux loges principales, on trouva un fragment de tube intestinal parfaitement caractérisé au point de vue histologique,

Le kyste dermoïde situé à gauche était également composé de deux poches principales. L'une d'elles était tapissée d'épiderme et d'épithélium vibratiles. L'autre, également pourvue d'un revêtement cutané, contenait sur un point de sa paroi interne une mince couche de substance nerveuse, que le microscope démontra être de la substance cérébrale. Elle occupait une étendue d'un pouce carré.

D'apparence granuleuse à l'état frais, elle se montra composée, après durcissement par l'acide osmique, de fibres et de petites cellules rondes ovales, peu distinctes, qui doivent être considérées comme de la névroglie, car elles étaient entremêlées d'un grand nombre de fibres nerveuses, les unes isolées, les autres réunies en faisceaux, noueuses, ayant de 1 à 3 millièmes de millim. de largeur, et paraissant s'entre-croiser régulièrement. Il y avait aussi des nids de cellules ganglionnaires, les unes rondes, facilement reconnaissables par leur grosseur, les autres munies de prolongements.

Cette couche de substance cérébrale était séparée de la paroi du kyste par une fine membrane conjonctive et vasculaire, ressemblant à la pie-mère, et sur laquelle s'étendait également l'épithélium pavimenteux stratifié qui tapissait le reste du kyste.

Il y avait, en outre, six petits kystes dermoïdes variant de la grosseur d'une noix à celle d'une noisette, les uns situés entre les deux kystes et faisant saillie dans leur cavité, les autres implantés sur un point quelconque de leur paroi externe.

Le tissu nerveux a encore été constaté isolément dans un assez grand nombre d'observations.

Steinlin (*Zeitsch. f. rat. Med. von Henle und Pfeifer*, Heidelberg, 1850, Bd IX, p. 155) et Gray sont les premiers qui aient mentionné des fibres nerveuses à double contour et des cellules ganglionnaires ressemblant plus ou moins à celles du cerveau.

Gray. An account of a dissection, etc. *Med. Chir. Tr.*, 1853, XXXVI, p. 433. — Femme de 28 ans, kyste dermoïde de l'ovaire gauche, de la grosseur d'une orange, contenant trois autres kystes également dermoïdes, qui faisaient saillie dans sa cavité. L'un de ces kystes renfermait un os et une dent. L'autre contenait une matière blanche, molle, ressemblant à de la matière cérébrale. A l'examen microscopique, on trouva que cette matière était constituée uniquement par les éléments de la substance nerveuse, c'est-à-dire un grand nombre de fibres variqueuses de différentes grosseurs, des noyaux et des vésicules nucléolées, contenant des granulations.

Après avoir vidé ce kyste, on en trouva encore deux autres plus petits : l'un contenait une matière gélatineuse, de la consistance du blanc d'œuf, tenant en suspension une grande quantité de cellules granuleuses et des granulations libres ; l'autre, semi-fluide, renfermait aussi des fibres nerveuses et des cellules ganglionnaires, mais en moins grand nombre que dans le premier kyste décrit.

Une planche accompagne cette observation et ne laisse aucun doute sur le bien fondé de la description de l'auteur.

Burns (cité par Lee, *Med. chir. Trans.*, 1860) avait déjà trouvé de la substance nerveuse dans des kystes dentigères et pilifères.

Virchow (*Deutsche Klinik*, 1859, p. 19) a rencontré une masse nerveuse stratifiée analogue au cervelet.

Rokitansky, cité par Pauly (1), a vu un appareil nerveux tout à fait indépendant, provenant d'un ganglion et attenant à une production osseuse cylindrique, revêtue elle-même d'une enveloppe cutanée et faisant saillie dans le kyste : il y avait aussi un appareil vasculaire. La masse ganglionnaire rougeâtre était située près de la base de cet os, dans une cavité capsulaire creusée aux dépens de la paroi du kyste. Le tronc

(1) *Gaz. hebdom.*, 1875.

nerveux, émergeant de la masse ganglionnaire, se ramifiait dans l'os jusqu'à son extrémité, à la manière des nerfs des doigts, et émettait aussi vers le revêtement cutané plusieurs rameaux.

Un autre cas, dû à Friedreich de Wurzbourg (1), n'est pas moins intéressant. Sur la paroi kystique, tapissée en partie d'un épithélium vibratile, on rencontrait en un point des tractus épais et résistants, composés de fibres nerveuses larges, à double contour, en d'autres points des couches blanchâtres, formées de fibres nerveuses minces, variqueuses, parallèles entre elles; çà et là de grandes cellules ganglionnaires, unipolaires ou bipolaires, pourvues de noyaux ronds volumineux, plus ou moins pigmentées, en même temps très délicates et se détruisant par la simple action de l'eau. On constatait, en outre, la présence d'un fin réseau capillaire et d'une névroglie délicate mais distincte.

MAMELLES. — Les mamelles sont relativement fréquentes dans les kystes dermoïdes de l'ovaire, ce qui concorde bien avec l'origine ecto-

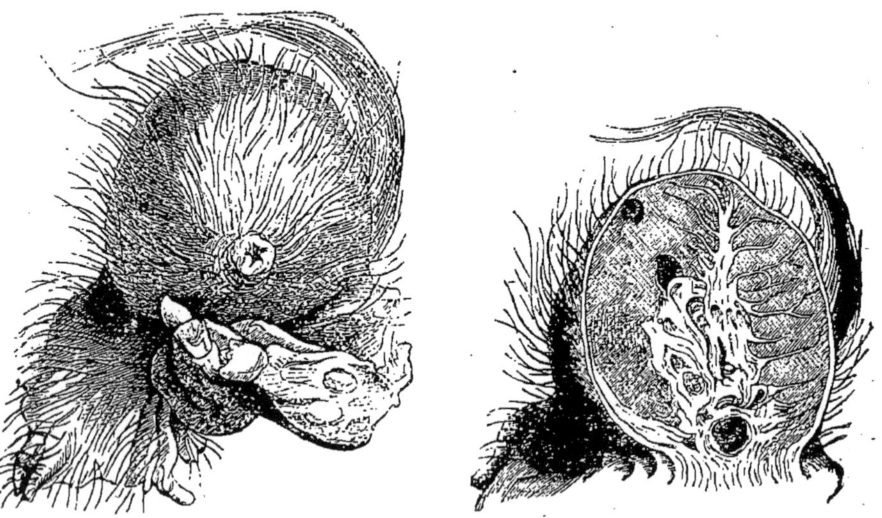

FIG. 8. — Une mamelle développée sur la paroi interne d'un dermoïde de l'ovaire. Vue et coupe macroscopiques, d'après BLAND SUTTON.

dermique de ces glandes. Ce ne sont point, cela va sans dire, des mamelles normales; mais leur conformation extérieure généralement plus parfaite que leur structure histologique, oblige à voir dans ces productions l'ébauche de véritables mamelles, et non de simples agglomérations de glandes sébacées géantes.

(1) *Virchow's Archiv.*, 1858, XIII, p. 498.

Ainsi, le mamelon est la plus constante et généralement la mieux conformée de toutes les parties constituantes de ces mamelles. Il est tantôt imperforé, tantôt percé d'un canal central, qui communique rarement, il est vrai, avec les conduits galactophores. Il est généralement entouré d'une aréole brune, hérissée de tubercules et de longs poils.

La glande est tantôt flasque comme la mamelle d'une femme qui a nourri plusieurs enfants, tantôt au contraire, hémisphérique et rebondie ; mais il ne faudrait pas conclure de là que l'élément glandulaire soit alors très abondant, car on ne trouve souvent que quelques acini noyés dans la graisse.

Haffter (1) semble avoir été le premier à décrire une mamelle dans un kyste dermoïde. Elle était rudimentaire. De Sinéty (2) en a également rapporté un exemple ; Bland Sutton, dans ses nombreuses publications sur ce point particulier, a donné quelques cas nouveaux et reproduit presque tous les anciens (3). Parmi les plus probants, on peut citer la pièce déposée au musée de Middlesex-Hospital : le mamelon était perforé, et communiquait avec le tissu glandulaire logé dans la substance de la mamelle. Vient ensuite le cas de Bantock : à la glande, qui avait le volume d'une mandarine, étaient annexés deux appendices tubulés, attachés par leurs extrémités terminales aux parois du kyste, et communiquant avec le tissu glandulaire. La lumière de ces tubes était remplie de lait dont la nature fut vérifiée par l'examen microscopique, il contenait des globules de colostrum.

Enfin, Velits a publié récemment (4) une observation avec examen histologique complet, dont voici le résumé :

Femme de 40 ans, début 5 ans auparavant. Kyste de l'ovaire droit, gros comme une tête d'enfant, parois épaisses de 3 millimètres, aucune adhérence.

Sur la partie de la paroi interne correspondant au pédicule, se voit une production qui ressemble tout à fait à une mamelle de jeune fille en voie de développement. Cette mamelle, grosse comme le poing d'un enfant, hémisphérique, fait saillie dans la cavité du kyste. Par la pression, on fait sourdre du mamelon 2 à 3 gouttes de liquide lacté. Le liquide exprimé, examiné au microscope, contient des globules graisseux et des granulations de colostrum. Le mamelon se distingue des parties voisines par sa coloration rosée ; il est entouré d'une collerette de tubercules de Montgomery et couronné d'un bouquet de poils blonds, longs de 3 à 4 centim. La peau est lisse, pâle, parcourue par un réseau de petites rides entre lesquelles se distinguent, avec beaucoup de peine, les orifices des follicules pileux traversés par de fins poils.

(1) *Arch. der Heilkunde*, XVI, p. 75, 1875.

(2) *Traité de gynécologie*, 1884, p. 749.

(3) Bland Sutton. *Dermoïds*. London, 1889.

(4) *Virchow's Archiv*. Bd CVII.

Sur une coupe, on voit, dans le tissu conjonctif dense du mamelon, une ampoule kystique, piriforme, mesurant au plus 2 à 3 millimètres. La mamelle, abstraction faite de l'épiderme et de la peau, est constituée principalement par du tissu adipeux ; dans la profondeur, on trouve deux nodules, gros comme des fèves, faciles à distinguer, grâce à leur couleur grise, du tissu graisseux. Ces

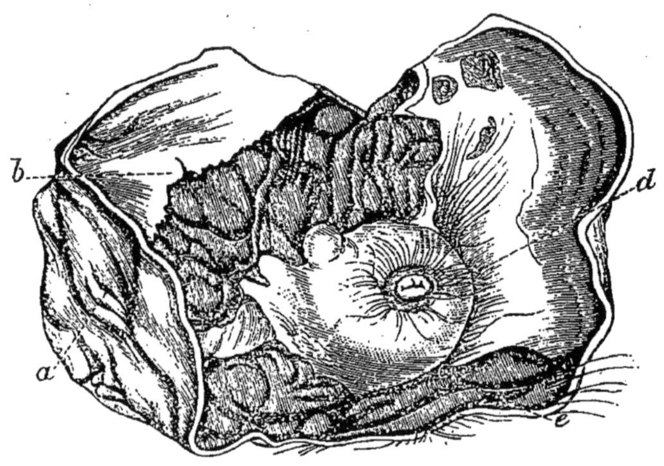

FIG. 9. — Mamelle dans un kyste dermoïde de l'ovaire, d'après VON VELITS.

nodules sont creusés au centre d'un canal pouvant admettre une tête d'épingle, et d'où partent en rayonnant des canalicules qui vont se perdre dans le tissu conjonctif.

Au-dessous de ces nodules, entre la mamelle et les vestiges de l'ovaire situés en dehors du kyste, se trouvent deux minces fragments d'os longs de 2 centimètres, courbes, à concavité dirigée du côté de la mamelle.

Examen microscopique. — La structure histologique de la peau recouvrant la mamelle et le mamelon diffère peu de la structure normale. Autour du mamelon, on trouve, en outre du corps papillaire très développé, 7 à 8 rangées de papilles acuminées comparables aux papilles filiformes de la langue, mais plus courtes.

Le tissu du mamelon est fibreux, riche en vaisseaux et en nerfs, il est parcouru par quelques conduits excréteurs cylindriques ou aplatis, qui rayonnent autour de la cavité kystique visible à l'œil nu, et sont tapissés, comme celle-ci, d'un épithélium stratifié.

Les couches les plus profondes de cet épithélium correspondent au corps de Malpighi ; les cellules de la couche superficielle, d'autant plus volumineuses qu'on se rapproche davantage de la lumière du canal, forment une sorte de mosaïque, un réseau à larges mailles, dans lequel on ne distingue guère que les noyaux cellulaires.

La petite dilatation kystique et les canaux qui y débouchent sont entourés d'un sphincter de fibres musculaires striées. Le canal qui occupe le centre des nodules fibreux signalés dans la mamelle est également tapissé d'un épithélium stratifié. Ces canalicules radiés, qui jouent le rôle de conduits excréteurs vis-à-vis de nombreuses glandes acineuses disséminées dans le tissu conjonctif,

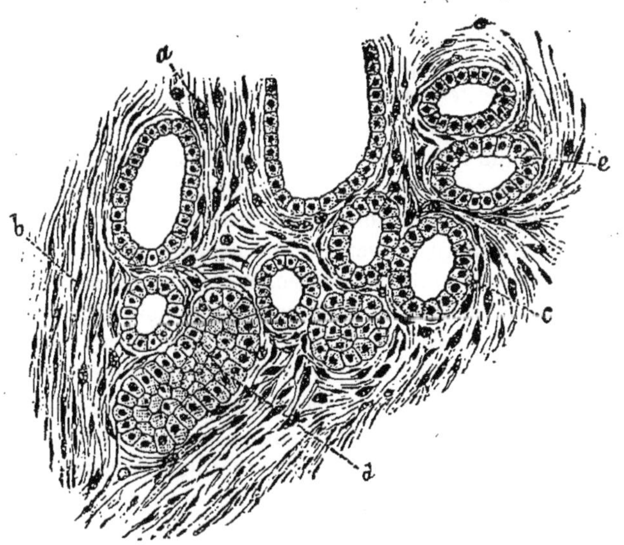

FIG. 10. — Coupe histologique de la mamelle décrite par VELITS.

sont, comme les canaux galactophores, tapissés d'un seul rang de cellules cubiques à noyaux. Autour d'eux, les fibres du tissu conjonctif sont disposées circulairement. Souvent la lumière de ces canalicules est remplie complètement par des cellules épithéliales.

Dans le voisinage immédiat de ce tissu glandulaire, on rencontre, au milieu d'un tissu riche en fibres nerveuses, particulièrement en fibres de Remak, quelques nodules ayant toute l'apparence de ganglions sympathiques. La plupart de ces ganglions sont petits et comptent à peine quelques cellules ; deux seulement, gros comme des grains de mil, sont visibles à l'œil nu sous forme de corpuscules brillants. Tous ces ganglions sont composés de cellules très volumineuses, sphériques ou discoïdes. Ils donnent naissance à des fibres nerveuses.

ORGANES DES SENS. — *Yeux.* — L'observation suivante, due à Baumgarten, prouve d'une manière irréfutable que l'organe de la vue doit être compté parmi ceux que l'on peut trouver dans les kystes dermoïdes de l'ovaire.

BAUMGARTEN. *Virchow's Arch.*, 1885, Bd CVII, p. 515 et Bd CVIII, p. 216. — Fille de 21 ans, vierge, réglée régulièrement depuis l'âge de 16 ans Début de la tumeur cinq mois auparavant.

Kyste plus gros que la tête, dépendant de l'ovaire gauche, relié au ligament large par un court pédicule. Le contenu consistait en cinq litres de liquide jaunâtre qui furent évacués au cours de l'opération. Le kyste se compose de quatre loges communiquant largement entre elles par des ouvertures pratiquées dans les cloisons. Trois ont l'aspect et la structure des kystes muqueux, mais la quatrième présente des particularités remarquables.

Cette loge possède à peu près les dimensions d'une tête de fœtus. La paroi est formée, dans sa partie postérieure, d'une charpente osseuse composée d'un grand nombre de petites lames, et rappelant assez bien un crâne ; dans son ensemble, la loge en question présente une certaine ressemblance avec la cavité crânienne d'un fœtus, dont le cerveau serait absent.

A la surface interne, on voit, entre deux petits kystes secondaires, une formation très curieuse que l'on ne peut comparer qu'à un œil rudimentaire. C'est une saillie régulière, lenticulaire, du diamètre d'un pfennig, pareille à un verre de montre, ou plutôt à la cornée. Sa transparence permet de distinguer une membrane sous-jacente, tapissée de pigment noir. En pratiquant une coupe perpendiculaire, on ouvre une cavité du volume d'une cerise, remplie d'un liquide limpide, tapissée dans la partie centrale d'une membrane délicate dont le revêtement rappelle la couche uvéale de la choroïde ; la partie périphérique est occupée par une zone de tissus friables, gris rosé, semée de nombreux petits kystes du volume d'un grain de chènevis à contenu visqueux.

Le reste de la loge présente des parties mucoïdes et d'autres nettement dermoïdes, portant des poils nombreux, et des appendices adipeux.

Dans un angle se trouve une masse grisâtre, molle et vasculaire qui donne l'idée d'un cerveau embryonnaire. Elle est enveloppée d'une fine membrane ; est-ce la pie-mère ?

On trouve encore deux dents molaires, dépourvues de racines et implantées par une face concave sur des noyaux cartilagineux de la paroi ; et enfin, un deuxième œil encore plus rudimentaire que le premier, moins régulièrement lenticulaire, moins transparent, moins distinct des tissus adjacents.

Examen microscopique. — L'épithélium pigmentaire du premier œil ne diffère en rien de l'épithélium rétinien d'un œil humain fortement pigmenté : il se compose de cellules polygonales, le plus souvent hexagonales, de 10 à 12 millièmes de millimètre de diamètre, qui contiennent, outre un noyau, une quantité de corpuscules de pigment variant du brun au noir foncé ; elles sont assemblées en mosaïque régulière Sur une coupe perpendiculaire, on voit, en dehors de cette couche pigmentaire interne, une deuxième couche de tissu conjonctif lâche, fibrillaire, vascularisé, mélangé de cellules étoilées qui rappellent la structure de la choroïde de l'œil humain. Cette couche, à mesure qu'on se rapproche de la cornée, devient graduellement de plus en plus dense, puis lamellaire ;par la face externe, elle se confond avec les tissus sous-jacents. Ces tissus sont formés par de la substance cérébrale typique ; ils constituent la zone d'un gris rosé qui a déjà été signalée comme occupant le fond de la cavité de l'œil. La substance cérébrale est distribuée en masses distinctes, dont les unes ne sont pas plus groses qu'un lobule du foie,tandis que les aurtes atteignent les dimensions et la forme d'une partie de circonvolution humaine. Ces circonvolutions sont séparées par des cloisons plus ou moins épaisses, les plus minces ressemblent à la dure-mère; les plus épaisses, fibreuses, contiennent dans leur épaisseur des glandes en grappe, bien développées, des faisceaux de fibres musculaires lisses, des îlots de cartilage hyalin ou réticulaire, des kystes, les uns microscopiques, les autres visibles à l'œil nu. Ces derniers, déjà mentionnés dans la description macroscopique, sont entière ment tapissés d'un bel épithélium cylindrique simple, dans les points où leur paroi se trouve en rapport avec la substance nerveuse, elle présente des appendices ramifiés tout à fait analogues aux plexus choroïdes.

Le second œil comprenait, outre une cavité principale tapissée d'épithélium pigmentaire, d'autres cavités secondaires revêtues du même épithélium. Des cellules épithéliales pigmentées étaient, en outre, disséminées en amas et en strates dans les tissus voisins.

On retrouva encore de la substance cérébrale au voisinage des deux dents mentionnées plus haut; mais on ne voyait ni glandes en grappe, ni rien qui rappelât les méninges ou les plexus choroïdes. En revanche, il y avait de grosses glandes acineuses, tout à fait semblables à celles de la muqueuse buccale. Elles étaient entourées d'une couche de fibres lisses, et d'une seconde couche de fibres musculaires striées, dont les faisceaux étaient disposés, les internes circulairement, les externes longitudinalement ou obliquement.

Quant à la masse encéphaloïde qui reposait à découvert sur la paroi interne de la loge, elle se montra composée de belles fibres nerveuses à myéline, variqueuses. On ne put reconnaître avec certitude de cellules ganglionnaires.

Nous passons à l'examen des portions dermoïdes de la paroi : elles présentaient seulement deux particularités. A la base des appendices pilifères étaient agglomérés différents éléments étrangers à la peau, des noyaux osseux et cartilagineux, des fibres nerveuses à myéline, et enfin des îlots de substance cérébrale. Sur d'autres points, la structure rappelait celle d'une trachée embryonnaire : on trouvait, du côté de la face interne, un épithélium pavimenteux sans couche cornée, et, en d'autres points, un épithélium cylindrique stratifié; plus en dehors un feutrage de fibres élastiques, puis une couche de tissu conjonctif dense, hyalin même vers la périphérie, semé de petites glandes muqueuses; au delà, une couche composée de deux zones, l'une interne de cartilage hyalin, l'autre externe, plus épaisse, de fibres lisses dirigées transversalement, renfermant, surtout à la périphérie, de grosses glandes muqueuses; enfin par-dessus le tout un tégument cellulo-fibreux. Par places, la couche élastique et conjonctive était remplacée par du tissu adénoïde avec follicules lymphatiques typiques. Il y avait aussi de petits kystes muqueux, tapissés d'épithélium cylindrique comme les conduits excréteurs des glandes, avec cette différence qu'il était parfois vibratile.

Les portions non dermoïdes, plus minces, se divisaient en trois couches, une interne, homogène, formée d'une seule rangée de cellules épithéliales plates, une moyenne, lamellaire, contenant des tubes et des culs-de-sac tapissés de cellules cylindriques et enfin une externe, conjonctive.

Les deux kystes secondaires sont formés de tissu conjonctif à larges mailles et très vasculaires ; leur surface interne est tapissée d'un mince endothélium sous lequel on voit des dépôts plus ou moins abondants de substance nerveuse cérébrale. Ces kystes présentent donc les caractères de l'arachnoïde.

Les trois autres loges de la tumeur ne différaient en rien par leurs caractères microscopiques des kystes muqueux.

Ongles. — Bien que les ongles soient des productions épidermiques d'une structure presque aussi simple que celles des poils, ils méritent de trouver place ici, à cause du rapprochement auquel ils prêtent avec les dents. Les ongles et les dents sont, en effet, des organes adaptés à un rôle strictement défini et destinés à occuper une place déterminée ; on ne comprendrait pas les dents ailleurs que sur les mâchoires, ni les ongles ailleurs qu'aux extrémités digitales. Il est donc intéressant de constater que les productions unguiformes occupent toujours en réalité l'extrémité terminale des membres. Dans notre cas, les membres inférieurs se terminent par une sorte de gaine commune à tous les orteils, de structure cornée, assez semblable à un sabot de cheval. Dans le cas de Cruveilhier, cette disposition était si accentuée que les ongles attirèrent seuls l'attention de l'auteur. Dans le cas de Klaussner, par contre, il existait autant d'ongles distincts que de doigts. Thornton a montré à la Société obstétricale de Londres, en 1882, un kyste dermoïde de l'ovaire dans lequel on voyait une projection cutanée terminée par un ongle (*Trans. obst. Soc. Lond.* 1872). D'après les principes qui viennent d'être exposés, cette projection représentait certainement le segment terminal d'un membre.

Muqueuses. — En ce qui concerne la muqueuse du tube digestif, nous ne connaissons avec notre cas et celui de Neumann, que l'observation de Klebs (1), qui trouva, dans un kyste dermoïde de l'ovaire, une muqueuse absolument semblable à la muqueuse stomacale, et celle de Perls (2), qui trouva des portions d'intestin (3).

Il existe un très grand nombre d'autres observations de kystes de l'ovaire dont la paroi présentait la structure d'une muqueuse avec ou sans glandes. C'est pour cette variété de kystes que Quénu a proposé la déno-

(1) KLEBS. *Virchow's Archiv.*, Bd XLI, p. 5.

(2) PERLS. Dermoidcyste des Ovariums mit postfötaler Inclusion von Darmtheilen. *Deutsches Arch. für klin. Med.* Leipzig, 1875-76, XVIII, p. 443.

(3) Il conviendrait sans doute de rapprocher des cas précédents l'observation suivante, dont nous n'avons pu nous procurer le texte : DELZELL. Remarkable ovarian cyst, with biliary calculies, etc. *American Practitioner.* Louisville, 1879, XX, p. 208.

mination de dermoïdes muqueux. Mais ils ne rentrent pas précisément dans le cadre de ce chapitre, destiné seulement à prouver que les dermoïdes de l'ovaire contiennent des éléments parvenus à une haute différenciation histologique et morphologique, des éléments véritablement marqués du cachet du développement embryonnaire, et que même, dans quelques cas, ces éléments se sont élevés à la dignité d'embryons individualisés.

Les cas que nous citons, dira-t-on peut-être, sont des exceptions, en regard du nombre considérable des dermoïdes simplement dentigères ou pileux. Cela est vrai, mais d'autres cas plus nombreux, de ceux que tout le monde a vus, relient les premiers aux seconds. Or, lorsqu'on veut se faire une idée exacte d'une série naturelle dans ses caractères essentiels, choisit-on, parmi les spécimens qui composent cette série, ceux qui sont incomplets et avortés ? Ne sait-on pas au contraire qu'il faut s'adresser aux termes les plus élevés, si l'on veut observer ces caractères dans leur complet épanouissement et leur réelle valeur ? Voilà pourquoi les kystes dermoïdes comme ceux dont nous venons de reproduire la description possèdent, malgré leur rareté relative, une si haute importance doctrinale. Ce sont ces cas, qu'à l'exemple de G. St-Hilaire et à l'inverse de Lebert, il faut surtout prendre en considération. C'est à eux qu'il convient de demander la véritable signification morphologique et étiologique du groupe tout entier des dermoïdes de l'ovaire.

CHAPITRE III

Discussion des théories pathogéniques.

En démontrant la présence de productions embryonnaires dans les dermoïdes de l'ovaire, nous avons établi le caractère le plus essentiel de ces tumeurs, celui qui doit servir de base à toute discussion sur leur pathogénie. Un certain nombre d'autres caractères secondaires nous restent encore à analyser et à interpréter. Mais, plutôt que de les passer en revue à cette place, où leur valeur ne ressortirait pas clairement, nous croyons préférable de les étudier au fur et à mesure que nous aurons à les faire intervenir dans la discussion des théories, discussion qu'il convient d'aborder dès maintenant.

Ces théories, on le sait, peuvent se ramener à cinq ; d'une part, celles qui sont compatibles avec la présence de parties embryonnaires dans les dermoïdes ovariens, ce sont la théorie de la grossesse extra-utérine et la théorie de l'inclusion fœtale ; d'autre part, celles qui ne peuvent se concilier avec la présence de productions figurées, la théorie de l'enclavement d'abord, puis les théories purement histogéniques, celle de la non spécificité cellulaire, celle des cellules nodales ou de M. Bard, et enfin celle de Waldeyer, qui se distingue des premières en ce qu'elle accorde un rôle spécifique aux cellules de l'épithélium germinatif.

Nous allons suivre, pour examiner ces théories, l'ordre dans lequel nous venons de les énumérer.

Théorie de la grossesse extra-utérine. — De toutes les opinions émises au sujet des dermoïdes ovariens, celle-ci est assurément la moins consistante. En réalité, ce n'est point une théorie, c'est une simple objection, destinée à jeter un doute sur l'interprétation des observateurs qui ont décrit des parties embryonnaires dans les dermoïdes de l'ovaire. Mais cette objection revient si souvent qu'il n'est pas inutile de résumer, une fois pour toutes, la réponse qu'on peut lui faire.

Il est d'abord, cela va de soi, toute une catégorie de cas que cette objection ne saurait atteindre. Ce sont les kystes dermoïdes des filles non pubères et vierges, et aussi ceux qui ont été trouvés chez des femmes affectées de malformations congénitales telles qu'elles excluent absolument toute possibilité de fécondation (1). Or, comme ces kystes ne diffèrent sous aucun rapport de ceux des femmes mariées, on voit déjà que l'objection dont nous parlons ne saurait avoir une portée générale.

Force est donc de la limiter à certains cas, que l'on choisira naturellement parmi les kystes les plus manifestement embryonnés. Nous pourrions demander de quel droit on scinde ainsi en deux le groupe des kystes dermoïdes de l'ovaire, groupe si homogène, dont les termes extrêmes sont reliés entre eux, du haut en bas de l'échelle, par des transitions si bien ménagées. On serait sans doute fort embarrassé d'énumérer les signes permettant de connaître les pseudo-dermoïdes des vrais. Mais n'importe ; prenons l'hypothèse de la grossesse extra-utérine en elle-même, et voyons si elle peut soutenir l'examen.

Nous partons, cela va sans dire, de ce principe qu'il s'agit d'une grossesse dont l'embryon est monstrueux, car nous ne croyons pas que de nos jours, où l'on connaît si bien les transformations qu'éprouve l'œuf ectopique non expulsé au terme de la gestation, personne soit encore disposé à prétendre qu'un fœtus normalement développé puisse jamais, par des transformations subséquentes, donner rien de semblable à un kyste dermoïde.

La question qui se pose est donc celle-ci : une grossesse tératologique peut-elle revêtir les apparences d'un kyste dermoïde de l'ovaire ?

Les deux points cardinaux d'une discussion de cette nature doivent porter : 1° sur les enveloppes fœtales ; 2° sur le fœtus lui-même. D'où la nécessité de distinguer deux questions subsidiaires :

1° Les membranes fœtales peuvent-elles faire totalement défaut dans un œuf, pendant ou après la période de développement ?

2° Y a-t-il des produits de la fécondation sexuée appartenant au type tératologique duquel ressortissent les embryons des dermoïdes ovariens ?

C'est à l'observation seule que nous demanderons les éléments nécessaires à la solution de ces deux questions.

Examinons d'abord la première. L'absence de membranes fœtales, que l'on constate dans les kystes dermoïdes de l'ovaire, pourrait, en admettant que ces kystes fussent le produit d'une grossesse monstrueuse, tenir à deux causes : ou bien les membranes ne se seraient jamais développées, ou bien, après s'être développées, elles auraient disparu

(1) IVERSEN. Cystis dermoidea ; atresia uteri, collum uteri et pars sup. vaginæ desunt : laparotomia. *Gynæk. og obst. medd.* Copenhague, 1888, VII, 6.

totalement par résorption. Dans l'appréciation de la première de ces deux hypothèses, il faut distinguer ce qui concerne l'amnios et ce qui concerne le chorion. L'amnios, le fait est incontestable, peut manquer totalement, l'embryon reste alors à nu sur le blastoderme, encore viable et capable d'un certain degré de développement. En est-il de même du chorion ? Si l'on considère que le chorion est un organe indispensable à la vie des embryons de mammifères, qui n'ont pas à leur disposition un vitellus de nutrition, la réponse ne saurait être douteuse : le chorion est, théoriquement, la partie constituante la plus indispensable de l'œuf des mammifères. Il en est aussi, en fait, la plus constante. En effet, on a vu (Reichert, Dareste, et d'autres) des œufs humains dont le blastoderme ne présentait pas d'embryon ; cependant ces œufs étaient pourvus de villosités choriales. Kölliker (Embryologie, p. 278) a montré que, chez le lapin, le développement du chorion est tout à fait indépendant de celui de l'embryon et de ses annexes. Les môles vésiculaires, comme on sait, sont constituées par le développement isolé et pathologique du chorion. Enfin, aucun œuf, embryonné ou non, si anormal qu'il fût, n'a été trouvé dépourvu de chorion ; l'absence de chorion est une anomalie qui ne figure pas dans les traités de tératologie. Il serait absurde d'admettre, pour les seules grossesses ovariques, une exception aussi grave à la loi la plus absolue de l'embryologie, d'autant plus que, dans les grossesses ectopiques en général, les enveloppes fœtales ne diffèrent pas de ce qu'elles sont dans la grossesse utérine. Il faut donc poser en principe qu'un œuf, même monstrueux, ne saurait se développer sans une menbrane au moins, le chorion.

Quant à la résorption des membranes après la mort de l'embryon, au cours d'un séjour prolongé dans l'organisme maternel, les faits nous enseignent qu'elle ne se produit jamais. Les *lithopædions* les plus fossilisés ont toujours été retrouvés enveloppés dans leur amnios et leur chorion ; et nous verrons, en débattant la question de l'inclusion abdominale, que les *fœtus in fœtu* peuvent aussi conserver leurs membranes indéfiniment.

Passons maintenant à l'embryon lui-même. A quelle classe tératologique appartiennent les embryons trouvés dans les dermoïdes ovariens, qu'ils soient pourvus de quatre membres comme ceux de Cruveilhier, d'A. Key, le nôtre, ou réduits à quelques organes rudimentaires ? Tous ces embryons sont des acardiaques, c'est-à-dire des monstres privés de cœur et de circulation propre. La caractéristique physiologique d'un monstre acardiaque, c'est qu'il ne peut exister qu'à la condition d'emprunter à un autre individu le sang artérialisé nécessaire à sa nutrition ; en d'autres termes, il faut que ses vaisseaux soient anastomosés avec ceux d'un individu normal. Cette nécessité est tellement évidente, qu'elle n'a pas besoin d'explication. Or, les lois les mieux établies de la tératologie nous montrent que la condition indispensable de la formation, ou du moins de la viabilité des monstres acardiaques, ne peut jamais être réalisée que d'une seule façon : il faut que l'acardiaque soit sujet composant d'une grossesse gémellaire (gémellité univïtelline) et que son système vasculaire se mette en rapport avec celui de son frère jumeau bien conformé, soit directement par la soudure des deux blastodermes, soit indirectement par l'entremise des deux circulations ombilicales. Dans le premier cas (monstruosité double parasitaire), le parasite ne possède pas de cordon ombilical ; dans le second, il en possède un qui se rend dans un placenta commun avec l'autosite. C'est dans ce placenta qu'a lieu l'abouchement des deux circulations, de telle sorte que le sang artérialisé arrive au parasite par ses artères ombilicales : étrange association dont la rupture, qui se produit fatalement au moment de l'accouchement, entraîne sur le champ la mort de l'acardiaque. Les parasites de cette classe portent le nom d'*omphalosites*.

Il existe de nombreuses variétés d'omphalosites, depuis les *paracéphales*, auxquels il ne manque guère qu'une tête bien conformée, jusqu'aux *anides*, qui sont souvent de simples masses de graisses revêtues de peau. Mais jamais aucun de ces monstres ne s'est développé autrement qu'annexé à un frère jumeau. Et. Geoffroy St-Hilaire, à qui revient la gloire d'avoir découvert cette loi, rencontra un jour Moreau, le célèbre professeur d'accouchements, dans le vestibule de l'Académie de médecine ; celui-ci lui annonça qu'il allait présenter à cette Société un monstre acéphale. « Présenterez-vous aussi, lui dit G. St-Hilaire, son frère jumeau bien conformé, et le placenta commun aux deux individus ? — Mais vous connaissez donc l'observation ? lui répondit Moreau » (1).

Les progrès ultérieurs de la tératologie n'ont fait que confirmer la loi de G. St-Hilaire. Il semble démontré aujourd'hui que l'omphalositie est la seule condition qui permette le développement d'un monstre acardiaque unitaire, quel qu'il soit. Nous avons déjà fait allusion aux môles embryonnaires, dont G. St-Hilaire connaissait trois cas, qu'il considérait comme des monstres parasites, c'est-à-dire greffés sur l'organisme maternel ; mais nous avons ajouté que cette interprétation semble peu plausible, puisque deux au moins de ces monstres étaient certainement jumeaux. Les recherches que nous avons faites sur ce sujet n'ont fait que nous confirmer dans cette manière de voir. Nous avons en effet trouvé, dans la littérature médicale, sous la rubrique *môles*, un grand

(1) Nous empruntons cette anecdote à l'ouvrage de M. Dareste, *Production des monstruosités*.

nombre de cas, extrêmement dissemblables, comprenant surtout des altérations du placenta, des polypes, et des monstres anidiens, mais nous n'avons trouvé aucun exemple de môle *embryonnaire* proprement dite. Cela prouve au moins que la grande majorité des prétendues môles *embryonnaires* ne sont que des anides, c'est-à-dire des omphalosites inférieurs.

Même en faisant la part d'omissions possibles, il ne faut donc pas craindre d'affirmer bien haut que la grossesse ectopique ne saurait aboutir, d'une façon habituelle, à la formation d'un monstre acardiaque non accompagné d'un frère jumeau bien conformé.

Est-il utile, après cela, d'invoquer d'autres raisons ? Faut-il parler de la physionomie clinique si différente des deux affections ? Faut-il rappeler que les symptômes de la grossesse extra-utérine, que la suppression des règles, que la formation d'une caduque, que les douleurs expulsives même, survenant au terme de la gestation, ne permettent pas à un praticien un peu attentif de confondre une grossesse ovarique avec un kyste dermoïde ? Nous croyons que les considérations de cet ordre perdent beaucoup de leur valeur après celles que nous avons exposées précédemment, et que les premières suffisent amplement à juger l'objection de la grossesse extra-utérine, spécialement dans le cas que nous avons publié et dans ceux que nous avons reproduits.

II

Théorie de l'inclusion abdominale. — Dans la théorie dont nous allons nous occuper maintenant, les parties embryonnaires des dermoïdes de l'ovaire représentent bien les vestiges d'un embryon, mais cet embryon n'est plus fils, il est frère du sujet qui en est porteur ; les kystes dermoïdes de l'ovaire sont considérés comme un cas particulier de l'inclusion fœtale, l'ovaire pouvant, au même titre qu'un autre viscère abdominal, devenir le siège de cette monstruosité.

Pour juger de la valeur de cette théorie, bien autrement spécieuse que la précédente, nous n'avons d'autre voie à suivre que de faire une étude aussi approfondie que possible de l'inclusion abdominale, de saisir, s'il se peut, les traits essentiels, dominateurs de l'histoire de cette monstruosité, et de chercher ensuite si ces caractères se prêtent à une assimilation avec les dermoïdes ovariens.

Il est assez facile, grâce aux recensements et aux reproductions dont les faits d'inclusion abdominale ont été l'objet à maintes reprises, de dresser un tableau des cas de ce genre existant dans la littérature. Le chiffre de ceux dont nous avons pu nous procurer la relation, et qui se rapproche beaucoup du chiffre total, est de 28. Il y en aurait davantage si l'on acceptait les yeux fermés toutes les observations données par les auteurs comme faits d'inclusion abdominale. Mais, parmi ces observations, il en est qui se rapportent plus vraisemblablement à des inclusions sacrées comme les cas de Schaumann et de Lopez (1), et d'autres à des kystes dermoïdes de l'ovaire, comme celui de Roux (2). Nous ne retenons donc comme authentiques que ces 28 cas, dont l'interprétation n'a pas été contestée et ne peut guère l'être, soit en raison du sexe du sujet (16 chez l'homme), soit en raison de son âge, et surtout du siège, de la structure et du contenu du kyste fœtal (3).

Il s'en faut que ces 28 observations présentent toutes une égale importance. Un bon nombre sont tellement incomplètes, quelquefois par la faute des circonstances, que c'est à peine si elles renferment un ou deux détails susceptibles d'être utilisés dans une étude d'ensemble. Nous allons cependant les résumer toutes aussi brièvement que possible, afin de mettre sous les yeux du lecteur le tableau complet de la question.

YOUNG. *Med. Chir. Trans.* London, 1806-09, I, p. 236. — Enfant du sexe masculin. Une tumeur à l'épigastre fut constatée presque aussitôt après la naissance, et continua de s'accroître jusqu'à la mort de l'enfant, arrivée neuf mois plus tard.

Autopsie. — La tumeur était manifestement située entre les deux lames du mésocolon transverse. Le monstre était un acardiaque. Il avait des membres bien formés, et, à la place de la tête, une masse charnue. Son abdomen était représenté par une cavité séreuse, sans autres viscères qu'une circonvolution intestinale et peut-être un lobe pulmonaire. Dans le petit bassin, se trouvait une poche donnant naissance à un prolongement qui sortait par l'ombilic pour constituer le cordon ombilical. Ce cordon, après un court trajet, s'épanouissait en une large base implantée sur la portion inférieure de la paroi interne du kyste, beaucoup plus épaisse que le reste. Le kyste était tapissé intérieurement d'une membrane séreuse délicate qui se réfléchissait sur l'exomphale et se terminait brusquement

(1) LOPEZ. *Siglo med.* Madrid, 1857, IV, p. 51. La présence du kyste fœtal était compliquée d'un spina-bifida. — SCHAUMANN. *Casus rarior fœtus in fœtu.* Dissert inaug., Berlin, 1839. Cité par AHLFELD. Die Missbildungen. Le kyste fœtal, trouvé chez un nouveau-né, envoyait des prolongements entre les muscles fessiers.

(2) ROUX. *Gaz. méd. de Paris*, 1836, p. 551. Nous dirons dans un des chapitres suivants les raisons qui nous font douter de l'interprétation de ce cas.

(3) On connaît un certain nombre de cas d'inclusion abdominale chez les animaux. Ils ont été réunis par CHARVET (*Arch. gén. de méd.*, 1838, p. 265). Mais ceux qui concernent des mammifères sont tous anciens et ne présentent pas toutes les garanties désirables d'authenticité, et quant à ceux qui concernent des oiseaux, ils ne peuvent être rapprochés des premiers au point de vue pathogénique, parce que le vitellus de l'œuf des oiseaux est absorbé par l'embryon (Voir DARESTE, p. 460.)

à l'ombilic du fœtus. L'appareil circulatoire se composait de deux troncs vasculaires contenus dans le cordon ombilical et ramifiés à leurs deux extrémités d'une part dans les organes du fœtus, d'autre part dans la portion épaissie de la paroi du kyste qui jouait le rôle de placenta. Cette portion recevait en effet une branche considérable venue de la colique gauche de l'autosite.

DUPUYTREN. — *Rapport sur un fœtus humain trouvé dans le mésentère d'un jeune homme de quatorze ans. Mém. de la Fac. de méd. de Paris*, 1812, p. 231. — Enfant mâle, mort à l'âge de quatorze ans. Le gonflement de l'abdomen avait été remarqué peu de temps après la naissance. On trouva dans le mésocolon transverse une très grande poche membraneuse, épaisse, adhérente à toutes les parties environnantes, communiquant avec le côlon par une ouverture récente et manifestement pathologique. Elle renfermait, au milieu d'un liquide purulent et jaunâtre, deux masses, l'une inférieure, c'étaient des cheveux entrelacés et comme feutrés, l'autre supérieure, c'était un embryon, d'un peu plus de trois pouces et demi. Cet embryon, par les traits principaux de son organisation, était un paracéphale.

Les viscères et notamment le cœur, manquaient. Tous les vaisseaux qui se ramifiaient dans le corps du parasite, aboutissaient à deux troncs, l'un artériel, l'autre veineux, réunis en une sorte de cordon ombilical et se rendant vers le mésocolon transverse. Là, ils se divisaient de nouveau et se subdivisaient en branches et en rameaux, distribués dans une portion épaissie du kyste. Dupuytren considère cette portion comme un placenta véritable mais imparfait.

ATLEE. — *Trans. Coll. Phys.* (Phila.), 1879, p. 238-248. — Il s'agit d'une fille qui présenta, dès son plus bas âge, une tuméfaction et une conformation irrégulière de l'abdomen. A l'âge de 6 ans, à la suite de différentes manœuvres chirurgicales, la tumeur s'ouvrit à l'ombilic, et il en sortit une masse contenant un squelette de fœtus très reconnaissable, dont Atlee a donné le dessin. Ce fœtus possédait une tête assez bien conformée, un rachis réduit à deux ou trois vertèbres, un sacrum, un bassin et quatre membres rudimentaires.

FATTORI. — *De feti che rachiudono feti, detti volgarmente gravidi.* Parma, 1815, cité, par AHLFELD. *Die Missbildungen des Menschen.* — Fœtus féminin né à 7 mois. Le kyste fœtal adhère solidement au côlon et au mésocolon transverse et s'étend jusque derrière l'utérus et dans le petit bassin. *Le sac se compose de deux feuillets facilement séparables.* A la paroi interne du sac, une masse placentaire est adhérente. De ce placenta partent deux vaisseaux, dont l'un se perd dans un corps arrondi (le foie ?) contenu dans une poche cutanée adhérente au fœtus, en même temps qu'une anse intestinale. La masse principale consiste en un corps informe revêtu de peau, muni de deux pieds, dont l'un porte cinq orteils, l'autre un seul.

L'autosite présentait, en outre, une inclusion sous-cutanée sacro-coccygienne.

HECKER et BUHL. — *Klinik der Geburtskunde*, Bd I, p. 301 (1 planche)

Une fille née à terme, morte quatre heures après la naissance, portait entre les reins, le pancréas et le diaphragme, sous le péritoine, un sac long de 9 1/2 cent., large de 5 à 7. La nutrition de ce sac était assurée par une branche qui partait de l'aorte au-dessous du diaphragme. Le sac se compose de trois enveloppes ; une première, formée par le tissu conjonctif sous-péritonéal, une seconde, séreuse (feuillet interne du chorion primitif?), une troisième, l'amnios. Le fœtus possède trois extrémités inférieures et deux supérieures, des os céphaliques, un bassin, des portions d'intestin à l'une desquelles aboutit le conduit, omphalo-mésentérique, qui se rend dans la paroi abdominale. Ni cœur, ni foie, ni reins, ni organes génitaux, en un mot, un acardiaque. Buhl pense à un acardiaque pourvu de la circulation vitelline.

KLEBS. — *Handbuch der pathologischen Anatomie*, p. 1013. — Un enfant, mort âgé de quelques semaines, avait présenté pendant la vie une tumeur abdominale douée de mouvements propres. On trouva dans le mésocolon transverse un kyste de la grosseur du poing. La paroi se compose du péritoine et de l'amnios.

De l'aorte de l'autosite, par une artère qui se rend dans la paroi du kyste et de là, par l'intermédiaire d'un court cordon ombilical, dans le corps du parasite. Au point d'insertion du cordon, il existe une hernie ombilicale contenant des anses de l'intestin grêle et un foie rudimentaire. Le fœtus se compose d'une extrémité céphalique volumineuse, renfermant une masse cérébrale évidente, de membres rudimentaires, d'un fragment de la colonne vertébrale et du bassin. Il existe, en outre, un cœur rudimentaire, auquel se rend une petite branche de l'aorte, qui, par l'autre extrémité, s'abouche avec les vaisseaux du cordon ombilical.

SCHONFELD. — *Annales et Bulletins de la Société de médecine de Gand*, août 1841. *Schmidt's Jahrbücher*, Bd XXVIII, p. 69. — Enfant né avec un ventre volumineux, bien constitué d'ailleurs. Mort trois heures après la naissance. Autopsie. Le sujet principal possédait, en outre de la veine ombilicale, un cordon vasculaire, composé d'une artère et d'une veine, qui pénétrait dans le foie, réapparaissait sur le lobe gauche du foie, et servait de cordon ombilical au fœtus parasite. Celui-ci était renfermé dans une enveloppe amniotique. Il avait 16 cent. de long ; l'abdomen et le thorax étaient ouverts ; le poumon existait ; les extrémités étaient développées incomplètement. Ce fœtus, recevait son sang par l'intermédiaire du cordon ombilical de l'autosite ; il n'y avait pas de placenta, et une sonde introduite dans les vaisseaux ombilicaux de l'autosite pénétrait jusque dans la cavité thoracique du parasite.

OLIVRY. — *Journ. gén. de méd.*, 1820, t. LXXII, p. 144. — Une fille succomba à l'âge de 17 ans aux accidents d'une carie de la colonne vertébrale ; à l'ouverture du cadavre, on trouva dans le mésentère plusieurs tumeurs stéomateuses dans l'une desquelles était contenue une substance osseuse entourée d'un appareil fibreux très fort, et baignant dans un liquide purulent et blanchâtre.

Une dent canine était implantée sur l'os, qui n'avait d'ailleurs qu'une forme indéterminée.

Prochaska. — *Ab. Capadose. De fœtu intra fœtum.* Dissert. inaug. Leyde, 1818, p. 71. D'après Ollivier, d'Angers. *Arch. de méd.*, 1827, t. XV, p. 355, 539. — Fille de huit mois : début à deux mois. Tumeur apparaissant placée entre les deux lames du mésocôlon transverse, derrière et au-dessous de l'estomac. Membres rudimentaires, pied à dix orteils, deux os informes et vestiges de bassin ; poils.

Phillips. — *Med. chir. Trans.*, 1815, vol. VI, p. 124. — Enfant du sexe féminin, venue au monde bien constituée. A partir du troisième mois, on remarqua le développement du bas-ventre, qui alla toujours en augmentant et finit par entraîner la mort de l'enfant à l'âge de deux ans et demi. Autopsie insuffisante. Grosse tumeur dans le côté gauche de l'abdomen, s'étendant depuis le diaphragme jusqu'au bassin. Ce kyste, du poids de 8 à 10 livres était relié au rein gauche par un pédicule. La paroi était cartilagineuse, l'intérieur était divisé en plusieurs loges, dont l'une contenait un os ressemblant à un tibia, recouvert de muscles, et avec lequel s'articulaient les os du tarse.

Reiter et Steiniger. — *Med. Jahrbücher des K. K. öster. Staates.* Bd II, S. 67. Wien, 1814. Cité par Ahlfeld. — Fille, née en même temps qu'un frère jumeau bien constitué, ne présentant non plus rien d'anormal à sa naissance. Au bout de quelques mois le ventre grossit, spécialement du côté gauche. A l'âge de huit mois, mort. On trouva un kyste du poids de trois livres, situé derrière et au-dessous de l'estomac, adhérent à cet organe, au mésentère et au psoas: Ce kyste renfermait le fœtus. Les relations du fœtus avec le sac ne sont pas clairement établies. Il se composait de trois lobes réunis par une masse médiane. Il y avait un double pied avec 10 orteils, deux bras, deux mains, une portion d'intestin de trois pouces et demi de longueur, un fragment de colonne vertébrale et quelques faisceaux musculaires.

Bornhuber. — *Frankfurter Oberpostamtzeitung,* 1831, n° 67. Cité par Ahlfeld. — Anton Ernest, né en 1781, fut continuellement malade. Dans son enfance on remarqua dans l'hypochondre gauche une tumeur d'abord peu volumineuse, qui grossit d'année en année, et finalement augmenta considérablement le volume du ventre, tandis que le malade se cachectisait. Mort à l'âge de 50 ans, en 1831. Tout le côté gauche de l'abdomen est occupé par une grosse tumeur graisseuse qui adhère intimement au diaphragme et à l'estomac, et s'étend jusqu'à l'os iliaque gauche. Le testicule gauche manque. Dans le kyste se trouve une masse de graisse pesant de 30 à 35 livres, trois mèches de cheveux, et un fœtus calcifié de huit pouces de long. La description et la figure donnée par l'auteur ne permettent pas de douter qu'il ne s'agisse d'un fœtus. La planche a été reproduite par Ahlfeld dans son atlas. Il semble ressortir de l'examen de cette planche que le parasite possédait un cordon ombilical.

Pigné. — *Société anatomique*, 1847, p. 267. Homme de 32 ans. *Autopsie.* — On trouve dans l'abdomen, adhérente au côlon transverse, une tumeur dont les parois dures, calcaires, contiennent un liquide séreux, et dans le liquide on voit flotter une masse qui est elle-même enveloppée d'une membrane transparente et excessivement mince ; néanmoins, on peut encore séparer cette dernière en 2 feuillets, qui, malgré leur ténuité, offrent une grande résistance ; outre une petite quantité de liquide contenue dans cette membrane, on remarque un corps, du volume d'un œuf de dinde environ, complètement libre dans cette cavité et sans adhérence aucune avec les parois. Ce corps, dont la surface ressemble au tissu cutané, est séparé en deux parties bien distinctes par un étranglement au niveau duquel on constate la présence de cheveux très courts et très fins.

En incisant l'extrémité la moins volumineuse, on trouve une bouillie blanchâtre enveloppée de deux membranes qui présentent encore quelques débris vasculaires ; cette bouillie paraît identique à celle qui résulte de la putréfaction de la matière cérébrale. A l'extérieur de cette même extrémité, l'auteur signale des enfoncements et de légers sillons qu'il croit pouvoir rapporter aux organes de la vue et de l'audition en voie de développement.

Si l'on divise maintenant l'autre extrémité, on remarque, au-dessous de la membrane d'enveloppe, un tissu cellulo-graisseux très dense et très épais, ne contenant qu'une petite quantité de graisse, et, plus profondément, des parties plus dures qui en sont le squelette ; car elles sont disposées de manière à figurer, d'une façon très exacte la colonne rachidienne, les côtes, etc., etc.

Sulikowski-Daniau. — *Gazette des hôpitaux*, 1851, p. 134. Enfant né avec un abdomen considérablement développé qui vécut jusqu'à dix ans. Rupture de l'ombilic. Extirpation de la tumeur qui contenait des os (avec un œil dans son orbite), des dents, etc.

Highmore. — Fait rapporté d'après Abr. Capadose. *De fœtu intra fœtum.* Dissert. inaug. Leyde, 1818, p. 74), par Ollivier d'Angers, mém. cité, p. 356. — Jeune homme de 16 ans, mort d'une affection abdominale avec phénomènes aigus, tumeur occupant l'épigastre, l'ombilic et l'hypochondre gauche, renfermant des poils, un rachis, un intestin, deux membres supérieurs, un membre inférieur avec six orteils difformes et un cordon ombilical.

Scouttetten. — Fait mentionné par Lachèze. *De la duplicité monstrueuse par inclusion.* Paris, 1823, p. 44. D'après G. St-Hilaire, t. III, p. 306. Soldat à l'ouverture duquel on trouva dans le ventre des débris de fœtus.

Fraenkel Sammlung, Bd III, p. 66. Cité par Meckel. — Un homme, mort hydropique, portait près du foie un kyste très volumineux rempli d'une matière graisseuse et garni de poils. Ce kyste, qui avait quatre pieds de circonférence, renfermait en outre deux excroissances, dont l'une, du volume du poing était cartilagineuse et remplie de petites articulations qui se terminaient en un appendice pointu du volume du petit doigt.

BERLINER SAMMLUNG. — Bd III, p. 264. Cité par MECKEL. — Chez un adulte, kyste s'appuyant sur le diaphragme et renfermant quatre dents, de la graisse, vingt et une pièces osseuses et un bouquet de poils.

GAETANO NOCITO. — *Mémoire sur un cas de monstruosité humaine par inclusion.* Girgenti, 1850. Anal. in *Gaz. hebdom.* de Paris, 1873, p. 546. — Un homme de 27 ans évacua, par un abcès situé à l'hypochondre droit, des débris appartenant à deux fœtus. L'un de ces fœtus, d'après la longueur des tibias, était de la taille d'un fœtus de 2 mois, et l'autre de celle d'un fœtus d'environ 3 mois.

SCHUTZER. Cité par LEBERT. — Jeune fille de 15 ans. Le kyste, situé dans le mésentère contenait, entre autres parties fœtales, des os « qui avaient quelque ressemblance avec ceux d'un squelette ».

ANDRAL. — *Précis d'anat. path.*, 1829, t. II, 2e partie, p. 712. — Dans le mésentère d'une négresse, kyste à parois cartilagineuses, rempli d'une matière sébacée, avec des poils.

ORD et SEWELL. — *Med. Chir. Trans.* vol. LXIII, 1880, p. 1. — Jeune homme de 28 ans. Le kyste, intra-mésentérique, contenait de la graisse, des cheveux, une masse ayant la consistance du savon : derme, épiderme, glandes sébacées.

TILENIUS-BECKER. — D'après *Schmidt's Jahrbücher.* Bd XXXVI, p. 137. — Homme de 32 ans. On trouva dans le ventre une tumeur du poids de 42 livres, qui avait son origine dans le mésentère et renfermait des pièces osseuses avec des parties mélaniques.

RUYSCH I. — *Hist. anatom.* Déc. III, n° 1 — Cet anatomiste trouva adhérents à l'estomac, près du cardia, chez un homme, des poils, des os, et quatre molaires.

RUYSCH II. — Obs. anat. obs. XVIII. Cité par LEBERT. — Dans l'épiploon d'une femme hydropique, tumeur grosse comme le poing, renfermant de la graisse et des poils.

LAFLIZE. — Bacher. *Journ. de Méd*, t. XLI, p. 304, 1792. Cité par LEBERT. — Dans l'épiploon d'une fille de 15 ans, tumeur renfermant des cheveux et des dents.

BONIFIGLI. — *Rivista clinica di Bologna*, 1875, nos 2 et 3 et *Rev. des Sc. méd.*, t. IX, p. 76. — Femme de 50 ans, kyste dans l'épiploon gastro-hépatique, Paroi dermoïde ; partie osseuse avec vingt et une dents, dont deux cariées

Hosmer. — *Boston med. and surg. Journ.*, vol. CII, n° 3, p. 61. — Enfant de huit mois, du sexe féminin. Le ventre avait commencé à grossir un mois après la naissance. A l'autopsie, on trouva une tumeur du volume d'une tête d'enfant, logée dans le mésentère. La tumeur était polykystique et en voie de dégénérescence myxomateuse. Les parties solides comprenaient une grande variété de tissus embryonnaires, plus une anse intestinale.

Nous allons essayer de tracer, d'après ces vingt-huit observations, en empruntant à chacune d'elles ce qu'elle a de précis, l'histoire comparée de l'inclusion abdominale et des dermoïdes ovariens. La comparaison portera sur trois points : le siège, la structure et l'évolution clinique.

Commençons ce parallèle en étudiant l'inclusion abdominale sous chacun de ces trois points de vue successivement.

Siège. — Quatorze seulement de nos vingt-huit observations indiquent avec précision le siège du kyste fœtal. Ce siège se trouve : *cinq* fois entre les deux feuillets du mésocolon transverse (Young, Dupuytren Fattori, Klèbs, Prochaska) ; *une* fois « entre le rein, le pancréas et le diaphragme », ce qui revient à dire à la base du mésocolon transverse ; *cinq* fois dans le mésentère (Olivry, Tilenius-Becker, Schutzer, Andral, Ord et Sewell) ; *deux* fois entre les feuillets du grand épiploon (Ruysch II, Laflize) ; une fois dans l'épiploon gastro-hépatique (Bonifigli).

Deux autres observations, lorsque l'on en pèse attentivement les termes, paraissent devoir rentrer dans le groupe précédent. En effet, la tumeur d'Hosmer « très lâchement adhérente aux intestins et à la paroi antérieure de l'abdomen, ayant son véritable point d'implantation sur la colonne vertébrale au niveau du mésentère » était certainement une tumeur intra-mésentérique. Celle de Phillips « qui s'étendait depuis le diaphragme jusqu'au bassin, mais était reliée au rein gauche par un pédicule », était bien probablement développée dans le mésocolon descendant. Ce qui porte à 16 le nombre des kystes fœtaux intra-mésentériques ou intra-épiploïques.

Dans dix cas, le siège reste indéterminé, bien que circonscrit toujours dans la région épigastrique, ombilicale, ou dans l'hypochondre.

Restent trois cas dans lesquels la tumeur est simplement donnée comme « adhérente » à l'un des organes de la cavité abdominale : une fois au cardia (Ruysch I), une fois au mésocolon transverse (Pigné), une fois au diaphragme (Berliner Sammlung). L'interprétation de ces trois cas est assurément délicate ; cependant, comme le terme d'adhérence, appliqué, surtout dans des observations anciennes et sommaires, à une tumeur abdominale, ne s'oppose nullement à ce que l'on admette que la tumeur fût revêtue par le péritoine, comme d'autre part les kystes en question sont en rapport précisément avec les mêmes organes que les tumeurs du premier groupe, sûrement sous-péritonéales, comme enfin il n'existe pas une seule observation dans laquelle il soit dit explicitement que le kyste fœtal fût intra-péritonéal, nous considérons comme démontré que le siège de l'inclusion abdominale est, en règle générale, sous-péritonéal.

De plus, on peut ajouter : 1° que le siège des kystes fœtaux ne descend pas au-dessous de l'ombilic ; 2° qu'ils sont presque toujours, sinon toujours, en connexion intime avec le tube digestif. Leur véritable siège de prédilection, c'est le mésentère et ses deux annexes, le grand et le petit épiploon.

Structure. — Ici encore, il est nécessaire d'établir des distinctions entre les observations. Les unes se rapportent à des nouveau-nés ou à des enfants en bas âge ; les secondes ont trait à des kystes fœtaux trouvés chez des adultes. La physionomie du kyste est bien différente dans les deux cas. Chez les fœtus et les enfants, on trouve généralement le kyste volumineux, le parasite relativement complet et présentant des signes non douteux de vitalité. Chez les adultes, on ne trouve plus que des vestiges d'importance variable : les parties molles de l'embryon sont tantôt calcifiées, tantôt lipomateuses ; souvent même elles se sont complètement résorbées, le squelette subsistant seul. Enfin, on doit ranger dans une classe à part les kystes fœtaux altérés par la suppuration (Olivry) ou par la même dégénérescence myomateuse et sarcomateuse qui s'observe si communément chez les autres variétés de tératomes (Hosmer).

Il est évident que c'est surtout dans les kystes fœtaux du premier groupe, indemnes de toute adultération, que nous devons chercher les véritables caractères de la monstruosité par inclusion.

Tous ces kystes sont construits sur le même modèle. Ils se composent d'un embryon monstrueux enfermé dans un sac uniloculaire complètement clos.

L'embryon est toujours un acardiaque, c'est-à-dire un monstre privé de cœur, ou pourvu seulement d'un cœur rudimentaire (Klebs), incapable d'entretenir une circulation autonome. Ce caractère, à lui seul, nous donne la clé de l'histoire du monstre. Il nous permet, en effet, d'affirmer qu'il s'agit là d'un monstre dont le parasitisme remonte à une époque voisine de celle de la formation du cœur, et qui ne peut être que le frère jumeau de l'individu qu'il habite.

L'un des points les plus importants de l'anatomie d'un embryon, c'est incontestablement l'état de ses annexes. Sous ce rapport, l'examen des faits va nous permettre de préciser encore nos conclusions. Les observations dans lesquelles les enveloppes du fœtus se trouvent décrites sont au nombre de huit. Les voici résumées dans le tableau suivant :

Young mentionne	un cordon ombilical et un amnios.
Dupuytren,	un cordon ombilical et un placenta.
Fattori,	deux feuillets, dont l'un, d'après les termes de l'auteur, était certainement le péritoine, l'autre l'amnios.
Hecker et Buhl,	un chorion, un amnios, circulation omphalo-mésentérique.
Klebs,	un amnios, un cordon.
Schönfeld,	un amnios, un cordon, pas de placenta (anastomose directe des vaisseaux du cordon avec ceux de l'autosite).
Pigné,	un amnios.
Highmore,	un cordon.

Si l'on veut bien remarquer que la présence du cordon, qui est signalé seul dans l'observation de Dupuytren et dans celle d'Highmore, suppose nécessairement celle de l'amnios, on reconnaîtra que toutes ces observations sont concordantes sur un point : le kyste fœtal est tapissé intérieurement par une membrane qui n'est autre que l'amnios du parasite. Cette conclusion ressort surtout, avec une entière évidence, de l'observation de Young, qui dit : « Le kyste est tapissé intérieurement d'une membrane séreuse délicate qui se réfléchit sur l'exomphale et se termine brusquement à l'ombilic du fœtus ».

Le fœtus possède-t-il en outre un chorion ? Cette question, que soulève l'observation de Hecker et Buhl (deux enveloppes fœtales) et peut-être aussi celle de Pigné, pourrait paraître capitale pour l'interprétation de la pathogénie de l'inclusion abdominale. La présence d'un chorion semblerait en effet, au premier abord, impliquer que le parasite s'est développé dans un œuf propre, complet par lui-même, distinct de l'œuf de l'autosite, et cependant inclus dans son intérieur. S'il en était ainsi, on serait obligé de renoncer, pour l'inclusion abdominale, à l'hypothèse de la gémellité univitelline, la seule qui permette, actuellement, de comprendre les diplogenèses ; on retomberait dans la vieille hypothèse, condamnée d'avance, de la pénétration d'un germe par un autre, c'est dire que la difficulté serait insurmontable et qu'il faudrait renoncer à toute tentative d'explication.

Mais, en y regardant de plus près, on reconnaît que la présence, dans quelques kystes fœtaux, d'un chorion, ou plutôt d'une seconde membrane extérieure à l'amnios et simulant un chorion normal, peut parfaitement se concilier avec la gémellité univitelline. Le chorion, on le sait, est constitué par deux membranes distinctes, développées d'une façon tout à fait indépendante, la séreuse de von Baër et l'allantoïde. Il semble que dans les conditions nouvelles créées par l'inclusion, l'allantoïde, privée de la surface de réflexion que lui offre la membrane vitelline, ne puisse participer à la formation du chorion. Mais en est-il de même de la séreuse de von Baër? L'enveloppe séreuse de von Baër, qui limite en dehors le cœlome extra-embryonnaire comme l'amnios le limite en dedans, prend naissance autour de l'ombilic amniotique par l'expansion de la lame somatique du blastoderme qui, après s'être réfléchie pour former l'ombilic amniotique, se propage à la surface du vitellus jusqu'au pôle négatif, Cette membrane est donc, au même titre que l'amnios, un dérivé du blastoderme. Rien n'empêche d'admettre qu'elle puisse, dans certains cas d'inclusion, se développer, ne fût-ce qu'incomplètement, formant ainsi la deuxième enveloppe fœtale signalée dans l'observation de Hecker et Buhl.

La dernière annexe du fœtus qui nous reste à examiner est le placenta. La présence du placenta est passée sous silence dans le plus grand nombre des observations ; son absence est explicitement signalée dans deux cas (Hecker et Buhl, Schönfeld). Deux auteurs seulement, Dupuytren et Fattori, font mention, non pas d'un placenta véritable, mais d'un épaississement de la paroi du kyste simulant un placenta rudimentaire, et qui n'est autre sans doute qu'un placenta fœtal formé par les ramifications des vaisseaux ombilicaux. Dans tous les autres cas, les vaisseaux ombilicaux du parasite s'abouchent à plein calibre avec ceux de l'autosite. Ces derniers n'ont été déterminés qu'une fois, dans le cas de Young : c'était la colique gauche. Dans les cas de Dupuytren, Fattori, Klebs, et sans doute dans beaucoup d'autres sinon dans tous, c'étaient des branches des artères mésentériques.

D'après ce qui précède, dans quelle classe devons-nous ranger les parasites de l'inclusion abdominale? Sont-ce des omphalosites? Oui, sans doute, si l'on considère que ces monstres sont munis d'un cordon ombilical, et que ce cordon ombilical les met en rapport avec la circulation d'un frère jumeau bien conformé, représenté ici par le sujet dans l'abdomen duquel ils sont inclus. Mais, tandis que le cordon ombilical des vrais omphalosites aboutit seulement au placenta de l'autosite, nous avons ici une disposition bien différente : il n'y a pas de placenta commun ; le cordon du parasite, ou la masse placentaire, lorsqu'il y en a une, s'abouche directement avec les vaisseaux mésentériques de l'autosite. Les monstres de l'inclusion fœtale sont donc des omphalosites, si l'on veut, mais des omphalosites d'une espèce particulière. Ce sont, que l'on nous permette ce néologisme, des omphalo parasitaires, et ils établissent, entre ces deux groupes tératologiques, une transition qui a jusqu'ici passé inaperçue.

Essayons maintenant, bien que nous ne nous dissimulions pas les difficultés du sujet, de pénétrer plus avant dans l'histoire de ces monstres, et de nous représenter le mécanisme probable de leur formation.

Rappelons d'abord en quelques mots le mode de production des omphalosites, tel qu'il est admis aujourd'hui par beaucoup de tératologistes.

Deux embryons, A et B, se développent sur un vitellus unique (gémellité univitelline). L'allantoïde de A se forme quelques heures avant celle de B. Elle a déjà atteint la surface interne du chorion primitif et l'a tapissée en totalité ou en partie, lorsque la seconde allantoïde arrive à son tour au voisinage du chorion. Si la surface de celui-ci est totalement recouverte par l'allantoïde de A, celle de B ne pourra atteindre

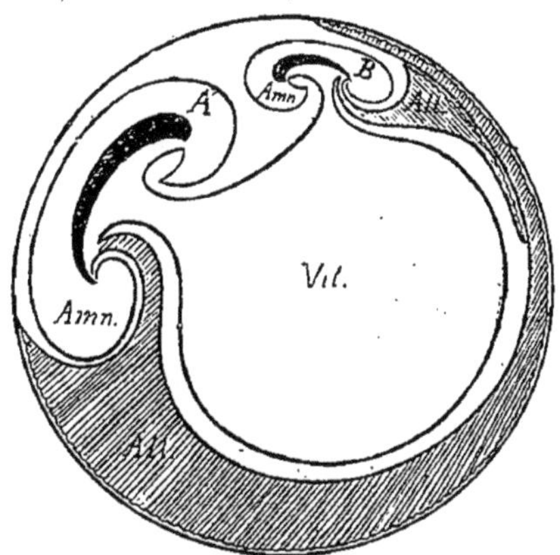

Fig. 11. Haut. 5 c. Schéma de la production des monstres omphalosites (d'après Ahlfeld).

le chorion, elle s'étendra sur la première. Les vaisseaux des deux allantoïdes s'anastomoseront d'autant plus facilement qu'à cette époque les parois vasculaires ne sont encore que faiblement différenciées. A mesure que les deux embryons se développeront, les deux allantoïdes contracteront une union de plus en plus intime, puis les cordons ombilicaux se formeront, et finalement le second embryon, privé de placenta propre, aura son cordon ombilical qui s'insérera sur le placenta du premier embryon, à côté du cordon ombilical de celui-ci.

Si l'allantoïde de A a laissé libre une portion de chorion sur laquelle l'allantoïde de B puisse s'implanter, elle le fait, pourvu que ce point corresponde dans l'utérus à la caduque vraie ou à la caduque réfléchie; mais en même temps, elle s'anastomose en outre avec l'allantoïde de A, comme dans le cas précédent. Le résultat final est que B possède un placenta qui lui est propre, mais qui communique avec le placenta de A.

Pour que cette donnée devienne applicable à l'inclusion fœtale, il faut y introduire une double modification permettant d'expliquer : 1° les rapports de l'allantoïde du parasite avec l'intestin de l'autosite; 2° l'absorption totale du parasite, y compris son ammios, dans la cavité pleuro-péritonéale de l'autosite.

La première partie du problème est de beaucoup la plus délicate. Cela tient à la difficulté de concevoir une position réciproque des deux embryons telle que l'allantoïde de l'embryon retardataire soit obligée de s'insinuer dans la cavité pleuro-péritonéale de l'autosite sans avoir rencontré d'abord ni le chorion commun, ni l'allantoïde du premier embryon. Il semble bien, en effet, qu'elle ne pourrait rencontrer l'une ou l'autre de ces deux membranes sans contracter avec elle des adhérences qui rendraient l'inclusion impossible et réaliseraient le cas des omphalosites ordinaires. D'autre part, cette rencontre est inévitable si les deux embryons se regardent par leurs extrémités homologues, comme cela a lieu dans la fig. 11. Pour que l'allantoïde de B soit forcée de s'appliquer contre l'intestin primitif de A, à l'exclusion de son allantoïde et du chorion, une disposition spéciale des deux embryons est indispensable.

N'est-il donc pas permis d'admettre que deux embryons formés sur le même vitellus et placés à peu près sur le même méridien, puissent avoir leurs pôles de même nom dirigés du même côté, de telle sorte que l'extrémité céphalique de l'un avoisine l'extrémité caudale de l'autre ?

Il est vrai que cette hypothèse heurte, en apparence, la règle générale qui régit la disposition réciproque des embryons jumeaux univitellins et sert de base à la loi d'union des parties similaires. Il est vrai aussi que cette règle est presque passée à l'état d'axiome depuis que Rauber a fait voir que la bandelette primitive, premier état apparent de l'embryon, se développe toujours sur le blastoderme au point de séparation de l'aire transparente et de l'aire opaque, l'extrémité céphalique regardant vers le centre du blastoderme, l'extrémité caudale dirigée vers la périphérie, de telle sorte que, lorsqu'il existe deux ou trois embryons sur le blastoderme, ils sont toujours disposés comme les rayons d'une roue (théorie de la radiation). Tout cela est exact. Mais ne peut-il y avoir des formes de gémellité univitelline échappant à la loi de Rauber? N'est-on pas en droit de penser que, si la gémellité univitelline a souvent pour origine le développement de deux embryons sur le même blastoderme, elle peut aussi, dans d'autres cas, se rattacher à la présence de deux disques germinatifs et de deux blastodermes dans le même œuf? S il en était ainsi, on concevrait que les embryons développés sur ces deux blastodermes indépendants n'eussent rien à voir avec la loi de Rauber, et qu'ils pussent parfaitement se regarder par leurs pôles de nom contraire.

Or, plus d'une raison permet de croire que cette éventualité est quelquefois réalisée. Plusieurs embryologistes ont vu des œufs de poule à deux cicatricules, et M. Dareste, qui a figuré l'un de ces œufs, fait remarquer qu'il n'y a rien là d'étonnant, et qu'il s'agit en somme de deux ovules primitivement indépendants, dont les vitellus de nutrition se sont fusionnés et entourés d'une membrane vitelline commune. Objectera-t-on que cette explication n'est pas transportable à l'œuf humain, en raison de l'absence à peu près complète du vitellus nutritif dans l'œuf des mammifères? Nous répondrons, avec M. Dareste, qu'il y a dans l'espèce humaine des grossesses gémellaires constituées par deux embryons, renfermés dans un chorion commun, mais possédant chacun un amnios, et que leur cas paraît tout à fait comparable à celui des jumeaux ornithologiques qui se développent sur deux blastodermes distincts contenus dans un seul jaune. Ce fait seul nous autoriserait à regarder comme possible l'existence, dans un seul œuf, de deux embryons placés à peu près sur le même méridien et orientés dans un sens parallèle.

Voyons quelles seraient les conséquences de cette nouvelle disposition, au cas où l'un des embryons devancerait l'autre dans son développement.

Supposons les deux embryons disposés ainsi que cela est représenté figure 12. Il est également entendu que la distance qui les sépare est suffisante pour rendre impossible la fusion des deux blastodermes, qui nous ramènerait au cas de la monstruosité double parasitaire. Le développement de B est en retard sur celui de A. Lorsque son allantoïde se forme, par évagination de la paroi inférieure de l'intestin terminal, et qu'elle s'engage dans le cœlome extra-embryonnaire, le capuchon céphalique de l'amnios de A pourra être déjà venu au contact du capuchon caudal de B, ainsi que cela est représenté figure 12. Une barrière infranchissable s'opposera donc à ce que l'allantoïde de B puisse atteindre le chorion. Cette allantoïde, se trouvant ainsi emprisonnée entre les deux amnios d'une part et le sac vitellin d'autre part, ne pourra que ramper sur l'amnios de B, puis sur celui de A, et gagner ainsi la cavité pleuro-péritonéale de A, ouverte pour la recevoir. Elle y rencontrera deux larges surfaces d'implantation sur l'intestin primitif et sur la suture mésentérique qui lui sert de pédicule. Il est donc facile de comprendre que cette allantoïde contracte avec la portion de l'intestin primitif ou de la suture mésentérique située en avant du pédicule vitellin des adhérences qui se transforment bientôt en anastomoses vasculai-

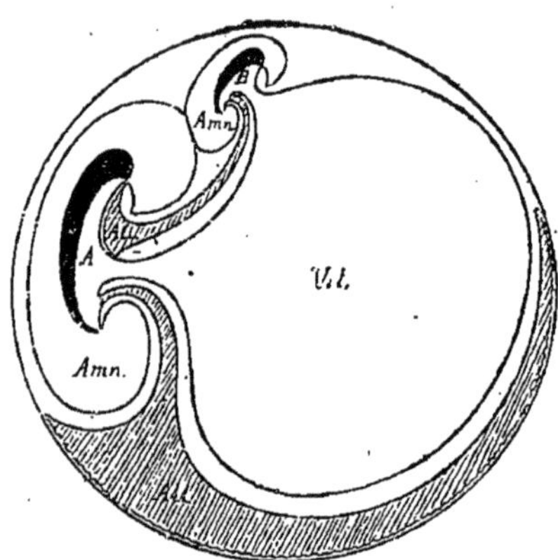

Fig. 12. — Schéma hypothétique de l'inclusion abdominale.

res. A partir de ce moment, le sort de l'embryon retardataire est définitivement arrêté. Cet embryon, par suite des adhérences vasculaires qu'il contracte ainsi, antérieurement à l'époque de la formation du cœur, avec un frère plus avancé en développement, est forcément destiné à devenir un acardiaque. Cette première et grave anomalie en commande à son tour une foule d'autres, qui donneront à son organisation entière le cachet de profonde imperfection qui la caractérise. Ainsi se trouvera constitué un omphalosite répondant à la description de l'inclusion abdominale.

Remarquons que les choses se passeraient autrement si c'était A qui était en retard, au lieu de B. Dans ce cas, en effet, l'allantoïde de A trouverait quand même la voie libre pour gagner soit le chorion, soit l'allantoïde de l'embryon normal. La production de l'inclusion abdominale, telle que nous la comprenons, implique donc une situation étroitement déterminée des deux embryons jumeaux, et cette situation est telle que la greffe de l'allantoïde parasitaire doive nécessairement se faire sur la partie antérieure de l'intestin ou du mésentère de l'autosite, et non ailleurs. Or, le lecteur n'a peut-être pas oublié que les kystes fœtaux se trouvent toujours au-dessus de l'ombilic, c'est-à-dire au-dessus du point qui marque la place du pédicule vitellin. Cette concordance entre l'hypothèse et le fait observé n'est-elle pas digne d'être notée ?

Reste la seconde partie du problème, le phénomène de l'inclusion proprement dit. Ici, nous nous mouvons dans un ordre d'idées beaucoup moins hypothétiques. Que peut-il advenir, en effet, de deux embryons, dont le plus petit, atteint de profondes malformations, est appendu aux viscères du plus grand par l'intermédiaire de son allantoïde? Le sujet bien conformé ne peut que continuer à se développer avec la rapidité normale, tandis que l'acardiaque, déjà en retard auparavant, et qui maintenant ne végète plus que péniblement, ne s'accroît que dans des proportions incomparablement plus faibles. L'inégalité de volume des deux embryons s'accentue donc de plus en plus et devient rapidement extrême. Pendant ce temps, la distance qui les sépare, représentée par la longueur originelle de l'allantoïde du parasite, n'a aucune raison d'augmenter. Il en résulte que le parasite n'a bientôt plus que les proportions d'une petite masse, fixée de très près à l'intestin ou au mésentère de l'autosite (1). Celui-ci, à mesure que son amnios se développe, s'écarte de la paroi de l'œuf, attirant à lui le parasite qui, obligé de le suivre dans ce mouvement, rompt ses attaches, représentées par le *pédicule abdominal* (2). Dès lors, il suffit que les somatopleures se rejoignent pour que l'inclusion soit consommée. Nous avons un exemple d'un processus très analogue dans le phénomène de la descente du testicule.

Remarquons que les tractions nécessaires pour rompre le *pédicule abdominal* du parasite, tractions transmises par l'intermédiaire de son cordon et de ses viscères, doivent produire dans certains cas des désordres plus ou moins considérables, qui peuvent aller depuis la formation d'un exomphale jusqu'à la fragmentation totale et à la désagrégation de l'organisme monstrueux. On conçoit immédiatement quelle peut être la conséquence de ce morcellement chez un monstre acardiaque, c'est-à-dire chez un monstre dont l'existence est entièrement subordonnée à celle de ses anastomoses avec le sujet normal. Les portions qui continuent à être irriguées à peu près convenablement se développent seules, tout le reste se résorbera fatalement et rapidement. Ainsi s'explique que le parasite, bien loin d'être toujours intact, puisse être représenté, dans certains cas, par des débris fragmentaires.

(1) On pourrait être tenté d'objecter ici que les parasites trouvés dans les kystes fœtaux possèdent parfois un cordon de plusieurs centimètres de longueur. Mais il ne faut pas perdre de vue que ce cordon n'a pu se former et grandir que postérieurement à l'inclusion, en même temps que les autres organes du parasite, et dans les mêmes proportions.

(2) Il semble démontré aujourd'hui que chez l'embryon *humain* l'ombilic amniotique ne se ferme jamais complètement et que l'amnios reste attaché au chorion par un pédicule, *le pédicule abdominal.*

L'amnios peut également être déchiré, et quant à l'absence, ou plutôt à la brièveté extrême du cordon, ne s'observe-t-elle pas même chez les omphalosites vrais (anides sessiles sur le placenta) ? Le cordon peut d'ailleurs se résorber secondairement : dans le cas de Pigné par exemple, il est certain que l'embryon, trouvé libre dans la cavité du kyste, chez un homme de 32 ans, avait à l'origine possédé un cordon. Ce cordon s'était probablement nécrosé par suite d'une circulaire autour de l'embryon, car celui-ci portait la trace d'un étranglement transverse qui lui donnait la forme d'une gourde.

Il ne nous reste plus maintenant qu'à rendre compte des variétés de siège présentées par les kystes fœtaux. Ces variétés, on le sait, sont circonscrites dans des limites étroites, puisque le kyste fœtal est toujours sous-péritonéal, et annexé à la portion supérieure du tube digestif ou du mésentère.

La situation du kyste parasitaire sous le péritoine se comprend de soi. En effet, à l'époque où s'accomplit l'inclusion, il n'y a point encore trace de péritoine, et le parasite, adhérent soit à l'intestin, soit à la suture mésentérique, se trouve en rapport immédiat avec la lame fibro-intestinale. Ultérieurement le péritoine, en s'étendant comme un vernis à la surface de tous les organes contenus dans la cavité abdominale, recouvre aussi le kyste fœtal. Il en résulte que si celui-ci est fixé, par exemple, sur le mésentère, il semblera plus tard placé entre ses deux feuillets, bien qu'en réalité il soit placé entre le péritoine et la lame cellulo-vasculaire.

Les rapports du kyste fœtal avec le tube digestif ne présentent pas plus de difficultés. La portion de l'intestin primitif située en avant du pédicule vitellin fournissant l'estomac d'abord, puis l'intestin grêle, on comprend parfaitement que le kyste fœtal se retrouve surtout au voisinage de l'estomac et du duodénum. Le seul point un peu délicat, c'est de montrer comment il peut occuper le mésocôlon et les épiploons. Cela tient aux torsions subies par l'estomac et le côlon, ainsi que par les portions correspondantes du mésentère. Le tube digestif est primitivement rectiligne. Il est relié à la paroi abdominale postérieure, sur toute sa longueur, par le mésentère dorsal, et en outre à la paroi abdominale antérieure, mais seulement au niveau de l'estomac et du duodénum, par le mésentère ventral. L'estomac, le premier, se contourne de manière à devenir presque transversal ; son mésentère ou mésogastre postérieur, prend alors la figure d'un sac ouvert en haut par une fente transversale. Ce sac s'allonge par la suite, en même temps que sa cavité s'efface par l'adhérence de plus en plus intime de ses parois antérieure et postérieure. Ainsi se trouve constitué le grand épiploon.

Le grand épiploon n'est donc pas autre chose que la portion du mésentère primitif correspondant à l'estomac, et tout kyste fœtal primitivement adhérent au mésogastre postérieur se retrouvera, chez l'adulte, entre les deux feuillets moyens du grand épiploon. D'autre part, le mésentère ventral devient le siège du développement du foie, qui a pour point de départ, comme on le sait, une évagination de l'épithélium de la face ventrale du duodénum. Par un mécanisme sur lequel il est inutile d'insister ici, le mésentère ventral devient alors l'épiploon gastro-hépatique ou petit épiploon. De cloison antéro-postérieure qu'il était, il se transforme en un feuillet obliquement étendu du bord droit de l'œsophage, de toute la petite courbure de l'estomac et de la partie supérieure du duodénum, jusqu'à la «*porta hepatis*», jusqu'à toute la partie postérieure du sillon longitudinal gauche qui loge le canal veineux et même jusqu'au diaphragme, entre l'œsophage et le sillon que l'on sait, figurant un mésentère particulier du foie. Par conséquent, tout kyste fœtal qui se sera mis originairement en rapport avec le mésentère ventral est destiné à devenir un kyste de l'épiploon gastro-hépatique d'où les inclusions décrites par les auteurs comme « voisines du foie » et « adhérentes au diaphragme ».

Il en est du mésocôlon comme des épiploons. Le mésocôlon, lui aussi, n'est autre chose qu'une partie du mésentère commun qui soustend l'anse intestinale primitive. Il serait trop long de décrire en détail la manière dont il se forme. Disons simplement qu'au fur et à mesure que l'anse intestinale s'allonge, en formant une sorte de boucle qui représente le côlon, le mésentère se déploie en éventail pour la suivre dans ce mouvement. Les insertions du mésocôlon transverse, telles qu'on les constate chez l'adulte, aussi bien que celles du mésocôlon, ascendant et du mésocôlon descendant, sont le fait d'adhérences secondaires.

Les vaisseaux qui se rendent au kyste fœtal sont naturellement des branches de l'aorte abdominale, principalement les mésentériques. Dans le cas de Schönfeld, cependant, on trouve une disposition très singulière : « Le sujet principal possédait, en outre de la veine ombilicale, un cordon vasculaire, composé d'une artère et d'une veine, qui pénétrait dans le foie, réapparaissait sur le lobe gauche du foie, et servait de cordon ombilical au fœtus parasite... Ce fœtus recevait son sang par l'intermédiaire du cordon ombilical de l'autosite ; il n'y avait pas de placenta, et une sonde introduite dans les vaisseaux ombilicaux de l'autosite pénétrait jusque dans la cavité thoracique du parasite. » Ces deux vaisseaux surnuméraires de l'autosite ne représenteraient-ils pas une veine et une artère omphalo-mésentériques, ce qui indiquerait que les vaisseaux allantoïdiens du parasite se seraient mis en rapport avec la circulation vitelline de l'autosite ?

La théorie pathogénique que nous venons d'esquisser n'a d'autre mérite à nos yeux que de rattacher les unes aux autres, par un lien commun, les différents traits de l'histoire de l'inclusion abdominale, de les mettre en valeur, et de rendre beaucoup plus concluant le parallèle de cette monstruosité avec les kystes dermoïdes de l'ovaire. Comme le lecteur a pu s'en rendre compte, les éléments dont on dispose actuellement ne permettent pas de faire plus : les observations sont trop peu précises, trop pauvres en détails vraiment utiles. Cela tient en grande partie à ce que les auteurs de ces observations, en l'absence de toute théorie déjà existante, n'ont suivi aucun plan, n'ont été guidés par aucun fil conducteur. Quand bien même notre hypothèse n'aurait pas d'autre raison d'être que de fournir un point de départ aux recherches futures, ce serait une raison suffisante pour que nous la soumettions à l'examen des tératologistes.

D'autre part, il importe de ne pas perdre de vue que la théorie que nous proposons est modelée sur la théorie générale de l'omphalositie, telle que l'a émise Ahlfeld, et qu'elle ne peut valoir que ce que vaut celle-ci. Or, s'il est extrêmement vraisemblable que l'union des deux placentas, dans l'omphalositie, se fait bien suivant le mécanisme qu'a imaginé Ahlfeld, il n'est pas prouvé pour cela que toute l'histoire de l'omphalositie tienne dans cette fusion des deux placentas. Telle n'est pas, notamment, l'opinion de M. Dareste, qui a eu la bonté de nous faire part de ses idées sur ce sujet. Les observations que M. Dareste poursuit depuis de longues années lui ont permis de voir que, chez les oiseaux, la soudure des deux sujets composants de la monstruosité double est un événement dont la date remonte à un stade tout à fait précoce, antérieur à l'apparition de l'allantoïde, en d'autres termes que la circulation se fait toujours par l'intermédiaire de la circulation omphalo-mésentérique. Il est possible que, plus tard, elle se produise aussi entre les circulations allantoïdiennes, mais cela n'a jamais été observé. M. Dareste suppose qu'il en est de même chez l'homme. Il croit que même les omphalosites ne font pas exception à cette règle et que, chez ces monstres, l'union des circulations ombilicales, celle qui s'opère par le placenta, est consécutive à l'union des circulations omphalo-mésentériques, qui se fait sur la membrane vitelline.

En ce qui concerne l'inclusion abdominale, M. Dareste pense que, là encore, il s'agit d'une anastomose des deux circulations vitellines ; seulement, l'union des deux frères se ferait par l'intermédiaire de l'intestin, au lieu de se faire par l'intermédiaire d'une autre région du corps, et l'un des embryons se trouverait, par suite de cette condition particulière, attiré dans la cavité abdominale de son frère jumeau. L'intestin remplirait ici le rôle que joue la vésicule ombilicale dans l'inclusion chez les oiseaux. Quant au cordon ombilical du parasite, qui a été décrit dans certains cas, M. Dareste croit que ce n'est pas un véritable cordon ombilical, que les vaisseaux qui le composent appartiennent à la circulation omphalo-mésentérique, et que l'allantoïde n'a jamais existé, ou n'a existé qu'à l'état rudimentaire. L'opinion de M. Dareste est évidemment d'un grand poids, et nous verrons tout à l'heure quelles en sont les conséquences pour la question que nous discutons.

Symptômes cliniques. — Pour en finir avec l'inclusion abdominale, il nous reste à faire connaître le côté clinique de cette monstruosité. Nous avons déjà dit qu'elle affecte les deux sexes à peu près également. Son évolution, comme il est facile de le prévoir, est en tout conforme à la loi de Geoffroy St-Hilaire, qui veut que tout monstre parasitaire se comporte comme une partie intégrante de l'organisme du sujet principal. En d'autres termes, le développement du parasite est toujours subordonné à celui de l'autosite. Le parasite peut croître parallèlement à l'autosite, il peut rester stationnaire, il peut même se résorber, si les anastomoses qui assurent sa nutrition viennent à s'oblitérer en totalité ou en partie ; mais en aucun cas, le développement du parasite ne saurait prendre le pas sur celui de l'autosite, ni son volume s'accroître proportionnellement plus vite que le sien. Il en résulte que l'âge adulte, en marquant la limite de la croissance du patient, met aussi un terme à celle de son hôte. Si parfois des kystes fœtaux ont augmenté de volume alors que le sujet qui en était porteur avait déjà atteint un âge avancé, cet accroissement n'était point dû à un réveil de la vitalité du parasite, mais à des causes secondaires, telles que l'accumulation de liquide, de matière sébacée (Fraenkel Sammlung) ou à une dégénérescence maligne (lipomateuse, Bornhuber ; sarcomateuse, Tilenius-Becker, Hosmer). Abstraction faite de ces cas, on peut dire que c'est toujours à une époque rapprochée de la naissance que les parasites ont manifesté leur présence, et que les kystes fœtaux restés inaperçus pendant l'enfance n'ont été découverts ensuite qu'à l'autopsie (Ruysch, Andral, Scouttetten, Pigné, etc.).

Ainsi : présence d'un cordon et d'un amnios — accroissement limité en général aux premières années de la vie, tels sont les caractères habituels et je dirai même nécessaires de l'inclusion abdominale. Je ne dis rien du siège, puisque notre étude, bien qu'elle nous fasse comprendre pourquoi l'inclusion abdominale affectionne le mésentère et l'intestin, ne nous donne point le droit de conclure qu'elle ne puisse siéger ailleurs. Poursuivons maintenant notre parallèle en étudiant à leur tour les dermoïdes de l'ovaire au point de vue de leur siège, de leur structure et de leur symptomatologie. Ce sera la contre-partie et en quelque sorte le contrôle de l'enquête à laquelle nous avons soumis l'inclusion abdominale.

Siège. — Les considérations auxquelles peut prêter le siège des dermoïdes ovariens, diffèrent notablement suivant que l'on adopte, pour expliquer la production de l'inclusion abdominale, les idées de M. Dareste, ou l'hypothèse que nous avons cru pouvoir proposer. Dans la théorie de M. Dareste, l'embryon parasitaire ne peut pas être en rapport avec un autre organe que l'intestin de l'autosite, l'inclusion dans l'ovaire est une impossibilité physique, et la théorie de la parthénogenèse est véritablement la seule qui puisse, à l'heure actuelle, rendre compte de l'origine des dermoïdes de l'ovaire. Si la question de la pathogénie de l'inclusion abdominale était définitivement tranchée dans ce sens, notre tâche s'en trouverait singulièrement simplifiée. Malheureusement, les preuves manquent, et c'est pourquoi nous avons dû prévoir une autre solution, beaucoup moins avantageuse pour la thèse que nous soutenons, et dans laquelle l'allantoïde du parasite serait l'instrument principal de l'union des deux sujets.

Dans cette dernière hypothèse, il ne faut plus compter, pour combattre la théorie de l'origine diplogénique des dermoïdes de l'ovaire, sur des arguments d'ordre anatomique. Envisagée sous ce rapport, cette théorie se présente au contraire d'une manière très spécieuse. En effet, les tubes segmentaires de la région céphalique du rein primordial, qui sont les premiers rudiments de la glande génitale, se développent de très bonne heure, et ils occupent précisément, des deux côtés de la portion antérieure du mésentère dorsal, une situation qui, dans l'hypothèse que nous avons proposée pour expliquer l'inclusion, leur permettrait parfaitement de fournir un point d'implantation à l'allantoïde de l'embryon parasitaire. Cependant, toute séduisante qu'elle paraisse au premier abord, cette théorie n'est pas sans soulever de graves objections. Tout d'abord, si ce sont réellement les tubes segmentaires antérieurs, ou canaux de la portion génitale du corps de Wolff, qui servent de lieu d'insertion au parasite, ce dernier devrait se retrouver, chez l'adulte, annexé au parovarium, ou corps de Rosenmüller, bien plutôt qu'à l'ovaire; car l'on sait que le corps de Rosenmüller représente précisément les vestiges des canaux en question Il devrait aussi se rencontrer au niveau de la tête de l'épididyme, dans le sexe masculin, aussi souvent qu'il se rencontre dans le sexe féminin ; en d'autres termes, il devrait y avoir autant de kystes dermoïdes du testicule que de l'ovaire. En second lieu, le kyste fœtal devrait être para-ovarique, comme il est para-intestinal dans l'inclusion abdominale, et non pas intra-ovarique, comme le sont tous les kystes dermoïdes de l'ovaire à l'origine. Bien plus, nous citerons, dans les chapitres suivants, des observations qui démontrent que les kystes dermoïdes de l'ovaire sont, au début de leur développement, intra-folliculaires; comment un parasite pourrait-il affecter un semblable siège? Son volume même s'y opposerait, car il ne faut pas oublier que l'embryon parasitaire, à l'époque de l'inclusion, possède déjà une allantoïde, et que, si faibles que soient ses dimensions, elles ne lui permettaient pourtant pas de se loger dans un follicule ovarien. Enfin, il est une dernière objection, tellement grave que nous ne voyons pas comment l'hypothèse de l'inclusion abdominale, en tant que théorie générale, pourrait s'en relever : c'est que les kystes dermoïdes de l'ovaire sont fréquemment bilatéraux, 1 fois sur 4 ou 5 d'après les statistiques opératoires les plus récentes relevées par nous (1). Or, une inclusion abdominale bilatérale suppose nécessairement une gémellité univitelline triple, avec situation toute spéciale des deux embryons, réunion de circonstances que la rareté de la gémellité triple doit faire considérer comme presque irréalisable (2). Ajoutons que la multiplicité habituelle des kystes dermoïdes dans le même ovaire pourrait fournir un deuxième argument de même ordre.

Structure. — Il semblerait que, sous le rapport de la structure, les dermoïdes ovariens et les kystes fœtaux présentent plus d'analogies que de dissemblances : c'est le contraire qui est vrai. Il a été en effet mis hors de doute, par le dépouillement des observations, que la structure du kyste fœtal, au moins dans la majorité des cas, est celle d'un œuf. Nous avons insisté notamment sur la présence du cordon, que l'on peut considérer comme presque obligatoire, et sur celle des enveloppes fœtales; nous avons fait voir aussi que l'embryon, à moins qu'il n'ait séjourné de longues années dans l'abdomen, est toujours assez complet, comme il convient à un embryon dont le développement a été normal jusqu'au moment de la soudure de son allantoïde sur les organes de son frère jumeau. En outre, son intégrité est entière dans tous les cas, et ils sont nombreux, où il n'a pas subi les tiraillements auxquels l'expose le mode de production de l'inclusion.

(1) POUPINEL (*Arch. de physiol.*, 1887, t. IX) a réuni 44 cas de dermoïdes doubles, Il est fréquent aussi de voir d'un côté un kyste mucoïde, de l'autre un kyste dermoïde.

(2) Il n'y a que l'observation de Nocito qui mentionne les débris de *deux* fœtus dans un kyste fœtal. Encore cette observation, d'après l'analyse que nous en connaissons, ne nous semble-t-elle pas absolument probante.

Par conséquent, si les kystes dermoïdes de l'ovaire n'étaient réellement qu'une variété d'inclusion abdominale, ils devraient donc, eux aussi, dans la très grande majorité des cas, mais principalement chez les enfants, se présenter comme des tumeurs d'un volume important, créant des adhérences entre l'ovaire et les organes voisins, et renfermant un embryon enveloppé de ses membranes. Or, malgré la fréquence énorme des dermoïdes de l'ovaire comparée à celle de l'intrafœtation, ces conditions ne se sont *jamais* présentées. *Jamais*, même dans les kystes les plus manifestement embryonnés, on n'a trouvé ni membrane, ni cordon. Il doit être évident pour tout le monde, par exemple, qu'un embryon comme celui que nous avons décrit, embryon entier, extrait d'un sujet jeune, devrait, s'il appartenait à l'inclusion abdominale, présenter un cordon et des vestiges de membranes. En tout cas, en admettant le défaut apparent de cordon par brièveté excessive, l'embryon serait adhérent à la paroi kystique par sa face ventrale et non par sa face dorsale; et dans l'hypothèse d'une résorption, du cordon, il devrait être, comme celui de Pigné, libre dans la cavité du kyste. Enfin, remarquons encore une fois que les kystes dermoïdes de l'ovaire (et c'est notamment le cas du nôtre), sont rarement isolés. A côté du kyste principal, on en trouve souvent d'autres plus jeunes, distincts et indépendants du premier. C'est là une disposition qui ne se voit ni ne saurait se voir dans l'inclusion abdominale.

Est-il nécessaire d'ajouter que l'élément embryonnaire affecte le plus souvent, dans les dermoïdes de l'ovaire un degré de simplicité totalement inconnu dans les kystes parasitaires? Cela est tellement vrai que les kystes parasitaires les plus dégradés pourraient encore passer pour des dermoïdes d'une organisation remarquablement élevée. Disons enfin que nous analyserons, dans un des chapitres suivants, les caractères morphologiques propres aux embryons des dermoïdes, et que ces caractères sont tout à fait en faveur de la théorie de la parthénogenèse.

Symptomatologie. — Les symptômes de l'inclusion fœtale, considérée comme lésion, se révèlent exclusivement pendant le bas âge et l'enfance; nous savons pourquoi. Au contraire, la répartition des kystes dermoïdes de l'ovaire entre les différents âges se fait suivant un tout autre principe. Ainsi, on ne trouve que fort peu de kystes dermoïdes de l'ovaire congénitaux; au cours de nos recherches, qui ont porté sur plusieurs centaines de kystes dermoïdes de l'ovaire, nous n'en avons rencontré que huit qui aient été découverts à l'autopsie d'enfants nouveau-nés, et aucun sur des fœtus de moins de huit mois (1). Ce fait

(1) Ces huit cas appartiennent à la statistique de PIGNÉ (1846). PIGNÉ est presque

suffirait, à lui seul, à ruiner la théorie de l'inclusion ; n'est-il pas de toute évidence que, si les dermoïdes étaient une variété d'inclusion, on ne les trouverait jamais plus nombreux ni plus aisément perceptibles qu'à l'époque voisine de la naissance? Au lieu de cela, le maximum de fréquence des kystes dermoïdes de l'ovaire coïncide, de la manière la plus nette, avec l'apogée de la fonction génitale. C'est de 20 à 35 ans, comme en font foi toutes les statistiques, que les femmes sont le plus sujettes à cette affection. De plus, il existe des observations de kystes dermoïdes trouvés chez des femmes dont l'ovaire, examiné au cours d'une laparotomie antérieure, avait été trouvé sain.

Dans le faisceau d'arguments que nous venons de réunir, il en est qui perdraient évidemment beaucoup de leur valeur s'il ne s'agissait d'appliquer la théorie de l'inclusion qu'à *quelques* dermoïdes de l'ovaire. Aussi, tenant compte des faits d'embryogénie qui semblent démontrer la possibilité de l'inclusion parasitaire ovarienne, nous sommes loin de la rejeter d'une manière absolue. Nous nous rallierions même très volontiers à cette hypothèse dans certains cas déterminés ; par exemple, si l'on nous montrait, chez un nouveau-né, un kyste volumineux, paraovarique plutôt qu'intra-ovarique, renfermant des vestiges embryonnaires importants, et surtout des membranes fœtales et un cordon ; et cette présomption se changerait presque, pour nous, en certitude, si des malformations congénitales de l'ovaire et des organes génitaux internes venaient s'ajouter à la présence du kyste parasitaire. De tels cas sont rares, cependant il en existe. Nous en avons trouvé deux. Le premier (1) est celui d'une jeune fille morte à l'âge de 13 ans, chez laquelle on trouva les débris d'un fœtus logé dans un kyste qui occupait la région inférieure gauche de l'abdomen. L'ovaire du même côté manquait ; l'utérus était rudimentaire. Le second cas, de van Santvoord (2) est celui d'un kyste dermoïde occupant un ovaire ectopique. Pauly (3) fait également allusion à quelques faits analogues dont nous n'avons pu connaître les détails.

Nous croyons donc à la réalité de l'inclusion ovarienne dans certains cas rares, faisant pendant à l'occlusiou testiculaire et caractérisée, comme celle-ci l'est *constamment*, par la congénitalité manifeste, l'unilatéralité, et surtout par la coexistence de malformations dans les orga-

le seul qui ait trouvé des kystes dermoïdes chez des fœtus. On ne peut ajouter à ses cas que ceux de Rœmer et de Neville (cités par POUPINEL, *loc. cit.*), concernant des kystes mixtes, muco-dermoïdes.

(1) *Journal de Corvisart.*, t. V, p. 144.

(2) *Med. News.* Philadelphie, 1882, XL, p. 69.

(3) *Gaz. hebd.*, 1875.

nes dérivés du corps de Wolff (1). Nous allons même jusqu'à admettre que, parmi les dermoïdes de l'ovaire, quelques-uns, fort difficiles à distinguer des autres, sont en réalité des inclusions. Mais ces concessions, qui sont les dernières que nous puissions faire à la théorie de l'inclusion abdominale, n'enlèvent rien de leur valeur aux raisons qui s'opposent à la généralisation de cette théorie. Nous ne saurions donc admettre une identification complète de ces deux entités tératologiques : il y a, pour nous, incompatibilité entre leurs caractères respectifs.

III

La troisième des théories que nous avons à examiner, celle que nous avons appelée la théorie embryogénique, tend à considérer les kystes dermoïdes de l'ovaire comme issus d'une invagination du feuillet ectodermique au niveau de la région lombaire.

Cette théorie s'inspire évidemment de la doctrine générale de l'enclavement que nous avons exposée précédemment. C'est une adaptation de cette doctrine au cas particulier des dermoïdes ovariens. Deux grandes difficultés s'opposaient, en effet, à ce que les dermoïdes ovariens fussent considérés comme le résultat d'un enclavement. La première, c'est qu'il n'existe aucun sillon, aucune scissure embryonnaire capable d'expliquer un enclavement de l'ectoderme au niveau de l'ovaire ; la seconde, c'est que l'ectoderme ne pourrait, à lui seul, fournir les tissus multiples que l'on rencontre dans les dermoïdes ovariens. Ces difficultés avaient paru insurmontables aux promoteurs de la théorie de l'enclavement ; aussi la question des dermoïdes ovariens avait-elle été réservée par eux (2).

D'après His (3), le canal de Wolff se forme aux dépens de l'ectoblaste de la manière suivante : « Au niveau du point d'union de la masse protovertébrale et de la lame intermédiaire, l'ectoblaste se déprime sous la forme d'un sillon longitudinal. Ce sillon se creuse de plus en plus, ses deux lèvres se referment, puis se soudent, et il en résulte la formation d'un tube creux constitué à la manière du tube médullaire par exemple ». Il y a peut-être là de quoi faire un kyste purement dermoïde, mais non une tumeur à tissus multiples. C'est ce qu'a compris Fraenkel, qui s'efforce de répondre à ce desideratum de la manière suivante :

(1) Nous verrons, à propos des tératomes testiculaires, que ceux-ci s'accompagnent toujours de malformations, d'atrophie et de dégénérescence fibreuse du testicule et de l'épididyme.

(2) Heschl. (*Entwickelung der ovar. Kystomen.* Bonn, 1868) s'exprime ainsi : « Relativement à la production de ces dermoïdes, il serait peut-être plus sage de renoncer, pour le moment, à toute explication ».

(3) His., *Arch. f. microscop. Anat.*, 1865, I, p. 151.

« On sait, dit-il, que la plus grande partie des matériaux destinés à la formation de l'os et du cartilage est représentée par la masse protovertébrale, cet amas cellulaire auquel revient probablement le principal rôle dans la formation des tissus de l'embryon. Nous trouvons cette masse protovertébrale répartie dans presque toutes les régions de l'embryon, elle est la matière première qui concourt à la formation de tous les organes. Supposons que nous ayons sur un point une invagination du feuillet externe au travers du feuillet moyen, on se figure facilement que les éléments de la masse protovertébrale se trouveront entraînés par le bourgeon invaginé. Une fois ce bourgeon séparé de son pédicule et la séquestration consommée, les éléments du mésoblaste continueront dans leur nouvelle situation à suivre le cours de leur évolution physiologique, et l'on aura une cavité kystique contenant, à côté de produits épidermiques, de l'os et du cartilage ».

Cette théorie a rencontré une certaine faveur. On a même voulu lui trouver une sorte de consécration expérimentale dans les expériences de M. Masse, de Bordeaux. M. Masse (1) ayant greffé des lambeaux épidermiques sur le péritoine, a vu se produire, au bout de quelques mois, une petite tumeur épidermoïdale rappelant assez bien un kyste dermoïde par enclavement. C'est là, sans aucun doute, une expérience très intéressante, mais il ne faut pas vouloir en tirer des conclusions qu'elle ne comporte pas. On aura beau semer des cellules épidermiques dans le péritoine : on n'y fera jamais pousser une dent. A plus forte raison, la présence de deux ou des trois feuillets du blastoderme dans l'ovaire et dans les dermoïdes, en admettant qu'elle soit compatible avec la théorie de His, n'expliquerait-elle pas pourquoi les productions tératoïdes prennent la forme d'organes déterminés; par quel caprice elles arrivent à figurer des os, des yeux, des mamelles, des membres et même des embryons entiers. Puis, n'est-il pas abusif d'invoquer l'origine ectodermique du canal de Wolff comme pouvant motiver le développement de kystes dermoïdes dans *l'ovaire* ? Le canal de Wolff ne prend aucune part à la formation de la glande génitale, et si ses rapports originels avec l'ectoderme peuvent provoquer l'apparition de kystes dermoïdes quelque part, ce ne peut être que dans le parovarium et non dans l'ovaire.

Remarquons enfin qu'une partie des arguments que nous avons opposés à l'inclusion fœtale, sont encore valables ici. En admettant que les trois feuillets de blastoderme concourent à la formation de l'éminence uro-génitale, nous demanderons pourquoi les kystes dermoïdes se trou-

(1) *Congrès français de chirurgie*, 1885.

vent presque toujours dans l'ovaire, et presque jamais dans le testicule.

V

Les théories qui nous restent à examiner ont ceci de commun qu'elles n'ont point été créées spécialement pour les dermoïdes ovariens. Ce sont des théories générales qui, dans la pensée de leurs auteurs, s'appliquent à toutes les tumeurs à tissus multiples, ovariennes ou autres. D'après cette manière de voir, les kystes dermoïdes de l'ovaire naissent bien sur place, mais ils naissent par un processus qui leur est commun avec beaucoup d'autres tumeurs, ou pour mieux dire avec toutes les tumeurs ; eux-mêmes sont confondus avec les néoplasmes les plus simples et les plus vulgaires ; ils restent donc *endogènes*, mais ils perdent tout caractère *spécifique*.

Toutes ces théories assez différentes en apparence, n'en font en réalité qu'une, qu'on pourrait appeler la théorie *histogénique*. Déjà contenue en germe dans l'hétérotopie plastique de Lebert, cette théorie prit corps avec Virchow, Cohnheim, Robin, etc.

Virchow (Pathologie des tumeurs) considère toutes les tumeurs comme provenant des cellules *indifférentes* du tissu conjonctif, le tissu germinatif par excellence ; lorsque ces cellules indifférentes se développent dans une seule direction, elles forment des tumeurs histioïdes, c'est-à-dire histologiquement simples ; lorsqu'elles se développent dans plusieurs directions différentes, elles forment les tumeurs tératoïdes, dont font partie les kystes dermoïdes ; elles peuvent même, par leurs différenciations successives et leurs métaplasies, arriver à produire des organes et des systèmes complets.

Cohnheim attribue aux globules blancs, aux cellules migratrices, cette propriété primordiale de la génération de tous les tissus, dévolue, suivant Virchow, aux cellules conjonctives.

Robin fait provenir les cellules propres à chaque tissu de condensations produites au sein d'un blastème spécifique, il est vrai, mais dérivant lui-même d'un milieu indifférent, le sang.

Kölliker a adopté une opinion éclectique qu'il formule en ces termes : « Les cellules embryonnaires, produits de la segmentation cellulaire, sont à peu près indifférentes et susceptibles de se transformer au besoin en un tissu de nature quelconque ».

Nous ne nous arrêterons pas longtemps à discuter ces différentes théories. Créées autrefois pour le groupe entier des tumeurs hétéromorphes, et non pas spécialement pour les dermoïdes ovariens, elles ont perdu une grande partie de leur intérêt et de leur crédit depuis que les recherches ultérieures ont orienté dans une autre direction l'étude des tumeurs hétéromorphes, et notamment des kystes dermoïdes. Personne ne voudrait sans doute, aujourd'hui, conserver pour les seuls dermoïdes ovariens ce qu'on a du rejeter pour tous les autres; et d'ailleurs, il faut connaître que si la doctrine de la non spécificité cellulaire a pu fournir à un certain moment une théorie commode de l'origine des tératomes amorphes, elle a toujours été impuissante à expliquer celle des tératomes organisés et figurés.

Malgré cela, M. Bard s'est fait tout récemment le champion d'une théorie qui, bien qu'opposée au fond à celle des auteurs précédents, aboutit également à adopter, pour les dermoïdes ovariens et pour toutes les autres tumeurs hétémorphes, une origine commune. D'après M. Bard, partisan convaincu et défenseur habile de la spécificité cellulaire, toute cellule provient d'une cellule de même nature; le fameux axiome « *omnis cellula e cellula* » doit être complété par l'adjonction de ces deux mots « *ejusdem naturæ* ». Mais comment, dans cette manière de voir, concilier l'infinie variété des tissus adultes avec l'homogénéité originelle du blastoderme, dont ces tissus dérivent tous? C'est ici que M. Bard fait intervenir une conception originale et tout à fait ingénieuse de l'histogenèse. « On peut penser, dit-il, que la prolifération cellulaire n'est pas toujours un processus de multiplication véritable, mais qu'elle est aussi, dans certains cas, un processus de dédoublement ». M. Bard, considère donc la cellule embryonnaire comme une cellule complexe « qui réunit dans une sorte d'association instable les éléments originels de plusieurs cellules spécifiquement différentes; le dédoublement a pour effet de dissocier ces éléments, et de rendre à chacun, avec ses caractères particuliers, la liberté de son développement typique ultérieur ». Dès lors, supposons que l'une de ces cellules complexes, de ces cellules *nodales*, comme les appelle M. Bard, échappe aux dédoublements et aux différenciations successives que toute cellule embryonnaire est appelée à subir au cours du développement; supposons qu'après avoir sommeillé dans son état primitif, pendant une période variable de la vie de l'animal, elle reprenne à un moment donné, sous une influence que nous ignorons, la marche interrompue de son évolution : cette cellule restée complexe ne devra-t-elle pas nécessairement, pour suivre la loi atavique, donner naissance à une gerbe de tissus différents, quoique parents les uns des autres, à un véritable bouquet histologique? Ainsi s'expliquerait l'origine des tumeurs à tissus multiples : ces tumeurs proviendraient originairement d'une cellule unique; seulement la cellule initiale serait une cellule nodale, et la tumeur, une fois développée, présenterait l'assemblage des différents types histologiques qui se trouvaient contenus virtuellement dans la cellule nodale. Un kyste dermoïde simple, par exemple, descendrait de l'une des cellules ancestrales de l'ectoblaste ; un kyste mucoïde de l'ovaire à épithéliums multiples, cylindrique, vibratile, caliciforme, proviendrait d'une cellule endoblastique, arrêtée dans son évolution avant la différenciation des divers épithéliums qui dérivent de l'endoblaste.

La théorie de M. Bard, qui d'ailleurs ne repose sur aucun fait matériellement constaté, ne nous semble pas, au point de vue purement anatomo-pathologique, le seul que nous ayons à considérer ici, d'une légitimité incontestable. Instruit par les exemples de tant de tumeurs à tissus multiples que des recherches récentes ont démontré provenir de débris à la fois embryonnaires et ataviques (kystes paradentaires, kystes du parovarium, polypes naso-pharyngiens, etc.), nous serions tenté de croire que toutes ces tumeurs, d'une façon générale, sont bien moins des néoplasmes *complexes* que des néoplasmes *associés*, et que leur origine doit être cherchée avec bien plus de vraisemblance dans un « nid » de cellules déjà différenciées que dans une cellule nodale unique. En tout cas, en ce qui concerne les dermoïdes ovariens, comment M. Bard explique-t-il que la cellule nodale d'où dérivent les épithéliums de l'œil, par exemple, puisse se rencontrer dans l'ovaire ? Les cellules nodales posséderaient-elles donc la propriété de voyager dans l'organisme de l'embryon ? Et l'ovaire serait-il, par hasard, le rendez-vous de ces cellules voyageuses ?

Nous pourrions pousser plus loin la discussion, mais à quoi bon ? Aucune théorie ne prévaudra jamais contre cet axiome : pour faire un embryon, il faut un ovule. C'est ce qu'a parfaitement compris Waldeyer. Cet auteur (1) a émis une théorie à laquelle nous avons déjà fait allusion et qu'il est temps d'examiner. C'est encore la théorie histogénique, mais modifiée de telle sorte qu'elle se rapproche sensiblement de la théorie parthénogenétique.

D'après Waldeyer, les kystes dermoïdes, aussi bien que les kystes muqueux, dérivent des bourgeons épithéliaux embryonnaires enfouis dans le stroma ovarien. Or, les cellules qui composent ces bourgeons possèdent, selon Waldeyer, et si nous comprenons bien la pensée de cet auteur, un double caractère : ce sont à la fois des cellules embryonnaires arrêtées dans leur développement (unentwickelte Keimzellen), et des ovules en voie de développement (unentwickelte Eizellen). Il résulte de là que ces cellules manifestent une double tendance évolutive : comme cellules embryonnaires de l'épithélium Wolfien, elles

(1) *Archiv. für Gynäk.*, 1870, p. 305.

peuvent — et c'est le cas le plus ordinaire — aboutir à la production de kystes mucoïdes ; comme cellules mères de l'ovule, elles participent de la propriété que possède ce dernier de donner naissance à des cellules de toutes les espèces possibles, et en particulier aux cellules de l'ectoderme, premier produit de la segmentation ovulaire. Ainsi l'ovule n'est pas directement mis en cause ; la faculté d'engendrer, par division ou par bourgeonnement, des produits épidermiques est inhérente aux cellules de l'épithélium germinatif, en tant que cellules épithéliales, et elle n'est point subordonnée à la transformation préalable de ces cellules en ovules.

Il n'est pas bien difficile de voir que la théorie hybride de Waldeyer présente tous les inconvénients de la théorie histogénique sans aucun des avantages de la théorie parthénogenétique. Tout d'abord, l'assimilation des kystes dermoïdes aux kystes muqueux ne repose sur aucune base ; il n'est nullement prouvé que les kystes dermoïdes se développent aux dépens de tubes de Pflüger embryonnaires ; nous rapporterons tout à l'heure des observations qui contredisent nettement cette hypothèse. En second lieu, que sont ces éléments à la fois « cellules embryonnaires » et « ovules en puissance » dont parle Waldeyer ? Si c'est comme simples cellules embryonnaires qu'ils ont le pouvoir d'engendrer des tissus multiples, on revient à la théorie histogénique pure et on se heurte à toutes les objections dont cette théorie est passible (1) ; on ne peut, en particulier, expliquer pourquoi ces tissus affectent la figure d'un embryon. Si c'est en qualité de futurs ovules que les cellules épithéliales donnent naissance à des productions tératoïdes, on côtoie de bien près la théorie parthénogenétique ; on la côtoie de si près que Waldeyer lui-même pense pouvoir invoquer les observations d'Hensen concernant la segmentation d'ovules non fécondés. Dès lors, à quoi bon ces détours et ces restrictions ? Combien l'explication gagne en clarté, en précision — et, ce qui vaut mieux encore, en vraisemblance — lorsqu'aux termes plus ou moins factices imaginés par Waldeyer, on substitue une entité concrète, une cellule déterminée, connue dans sa nature et dans ses propriétés, l'ovule.

(1) Il est nécessaire d'ajouter que les faits mêmes qui servent de point de départ à la théorie de Waldeyer ne sont pas démontrés. Tout le monde n'admet pas que les ovules dérivent des cellules des tubes de Pflüger, ni même de l'épithélium germinatif.

CHAPITRE IV

Considérations en faveur de la théorie parthénogenétique.

Les faits que nous avons exposés dans les chapitres précédents, dans le but de démontrer l'origine ovulaire des dermoïdes de l'ovaire et de réfuter les anciennes théories, ne plaident qu'indirectement en faveur de la théorie parthénogenétique. Il nous faut maintenant pénétrer dans le cœur même du sujet, et développer les considérations qui apportent à cette hypothèse l'appui d'une confirmation directe et positive. Ces considérations peuvent être rangées sous deux chefs principaux. Les unes sont tirées de ce que l'on pourrait appeler la morphologie des kystes dermoïdes de l'ovaire, c'est-à-dire des caractères anatomiques, soit intrinsèques, soit extrinsèques, propres à ces tumeurs ; les autres sont empruntées à la physiologie générale de la reproduction dans le règne animal : elles ont pour but de démontrer que l'hypothèse de la parthénogenèse, considérée comme anomalie de la reproduction dans l'espèce humaine, n'est point en désaccord avec les lois de la phylogénie.

Hâtons-nous d'ajouter que, si le programme, ainsi tracé, peut sembler complet, il ne nous sera malheureusement pas possible de le remplir dans son entier et que nous devrons nous contenter d'esquisser quelques-unes de ses parties principales. Trop de lacunes restent encore à combler dans nos connaissances spéciales et générales pour qu'il en soit autrement. Nous nous estimerons satisfait si nous avons pu seulement inspirer au lecteur la conviction que les notions et les faits déjà acquis à l'heure actuelle justifient suffisamment une tentative de ce genre.

I

Parmi les caractères anatomiques propres aux kystes dermoïdes, il faut évidemment placer en première ligne, par ordre d'importance théorique, ceux qui ont trait aux rapports de ces kystes avec les éléments constitutifs de l'ovaire. Plusieurs histologistes ont eu l'occasion, en examinant des kystes dermoïdes au début de leur développement, de constater nettement ces rapports. Leurs observations présentent donc pour nous un très grand intérêt. Elles tendent à prouver que les dermoïdes de l'ovaire ont réellement leur point de départ dans l'ovule même.

D'après Steinlin (1), c'est dans le follicule de de Graaf qu'apparaît le jeune kyste dermoïde. Il s'y montre tout d'abord sous forme d'une petite masse charnue qui, à la phase la plus récente qu'observa Steinlin, avait le volume d'un grain de chènevis. Cette masse semble adhérer aux parois du follicule dont elle ne se laisse que difficilement énucléer. Plus tard, il devient plus facile de l'en distinguer, grâce à l'existence d'une mince fissure, apparente sur les coupes, qui la sépare de la paroi. On constate alors que le bourgeon en question n'adhère à la paroi du follicule que sur une face, par une sorte de large pédicule. Plus tard encore, la fissure devient une cavité dans laquelle s'épanche du liquide, le bourgeon se vascularise, des glandes sébacées s'y montrent, et le kyste dermoïde est constitué.

Autre remarque intéressante, celle-ci due à Bland Sutton (2). On sait que le disque proligère, et par conséquent l'ovule, occupent toujours dans le follicule de de Graaf une place déterminée, qui est le pôle le plus éloigné de la surface de l'ovaire. Or, Bland Sutton a constaté que tous les kystes ovariques, soit muqueux, soit dermoïdes, débutent dans le follicule de de Graaf par une prolifération limitée à la région qu'occupe le disque proligère, de telle sorte qu'une coupe transversale du jeune kyste ressemble à une bague avec son chaton. Cette particularité est surtout facile à mettre en évidence dans l'ovaire de la jument qui, à partir de l'âge de 10 ans, est invariablement kystique, sans que l'oophoron cesse de rester très distinct; mais Bland Sutton l'a retrouvée également chez la femme. Cet auteur en a conclu que non seulement les adhérences, mais tous les kystes ovariques, ont leur origine, non pas, comme on l'admet généralement d'après Waldeyer, dans l'épithélium des tubes de Pflüger, mais bien dans celui des follicules et spécialement dans les cellules du disque proligère. Sans entrer dans le fond du débat, nous ne pouvons que voir dans les observations de Bland Sutton une confirmation indirecte de celles de Steinlin. Nous hésitons d'autant moins à le faire qu'il existe déjà un fait du même genre, dû à Lee (3). Voici le passage principal de cette observation : « Le kyste dermoïde, du volume d'un œuf, est, comme la vésicule de de Graaf, en-

(1) Cité par PAULY. *Gaz. hebd.*, 1875.
(2) BLAND SUTTON. *On dermoids*. London, 1889.
(3) *Med. Chir. Trans.*, 1860.

châssé dans le stroma de l'ovaire. Il est formé de deux couches distinctes et séparables, l'une externe, plus épaisse, fibreuse, l'autre interne, mince. A la surface interne se voit un petit corps graisseux, recouvert de peau et garni de poils, *occupant exactement la place où se trouve l'ovule avant l'imprégnation.* »

D'ailleurs, des constatations du même genre avaient déjà été faites autrefois par des observateurs qui n'en avaient pas saisi toute la portée. Ainsi Hollaender (cité par Pozzi, Gynécologie), prétend que les dents des dermoïdes ovariens sont toujours orientées dans le même sens, un peu inclinées vers l'axe médian du corps, de telle sorte que, par la simple inspection du kyste, on peut dire de quelle manière il était placé. Nous ignorons jusqu'à quel point il conviendrait de généraliser la règle énoncée par Hollaender. Cependant d'autres faits, tels que ceux de Cousin, Cruveilhier, le nôtre, tendraient en effet à faire croire que les rapports des parties organisées avec l'ovaire sont à peu près constants. Nous ne pouvons que regretter que ce côté de la question ne soit pas mieux exploré, et émettre le vœu que les histologistes l'étudient sur les ovaires polykystiques dermoïdes qu'il n'est pas rare de rencontrer.

II

Les caractères anatomiques intrinsèques des dermoïdes de l'ovaire comprennent ceux du kyste proprement dit, c'est-à-dire de la paroi, et ceux de l'embryon qui habite ce kyste.

En ce qui concerne la paroi, nous avons déjà longuement insisté sur l'absence constante de membranes, et spécialement sur celle du chorion, cet organe qui ne fait jamais défaut, même aux œufs tératologiques. Nous avons montré qu'il y avait là un critérium sûr, permettant de tracer entre les kystes dermoïdes et la grossesse une démarcation absolue. Sans revenir ici sur ce point, il nous est impossible de ne pas faire remarquer que ce caractère essentiel des dermoïdes conduit tout droit à l'hypothèse de la parthénogenèse. En effet, si les kystes dermoïdes ne sont pas des grossesses, bien qu'étant sûrement des produits ovulaires, n'est-on pas pour ainsi dire obligé d'attribuer leur origine à un mode spécial de développement de l'ovule, autre que celui qui est déterminé par la fécondation.

La paroi du kyste, on le sait aussi, n'est presque jamais totalement dermoïde : c'est généralement une paroi muqueuse avec enclave dermoïde, de sorte qu'il n'existe guère de kystes dermoïdes purs, il n'y a, pour ainsi dire, que des kystes mixtes (1). Ce fait concorde parfaitement

(1) Voy. Poupinel, *Arch. de physiologie*, 1887, t. IX. Cet auteur a réuni 67 cas de dermoïdes mixtes.

avec l'origine ovulaire des dermoïdes et avec leur développement à l'intérieur des follicules de de Graaf. L'épithélium du follicule, ou, comme le veut Bland Sutton, les cellules du disque proligère, prolifèrent en même temps que l'ovule, soit sous l'influence d'une excitation commune, soit que l'excitation de l'un de ces éléments se répercute sur l'autre. Le développement anormal de l'œuf se poursuit donc dans un kyste folliculaire, et, dès que la membrane vitelline est rompue, le faux blastoderme se trouve étalé sur la paroi interne de ce kyste folliculaire. Suivant l'extension que prendra le faux blastoderme, l'élément dermoïde entrera pour une part plus ou moins grande dans la composition de la paroi kystique. Ainsi s'explique que les kystes dermoïdes sont en même temps des kystes muqueux.

Si l'on passe maintenant à l'examen de l'embryon lui-même, on est tout d'abord frappé de ce fait, qu'il est impossible de rattacher cet embryon à aucun type tératologique connu, pas plus à ceux de la monstruosité unitaire qu'à ceux de la monstruosité double. Il n'est peut-être pas superflu de faire cette remarque, car lorsque G. St.-Hilaire créa, pour les monstres dont nous parlons, l'ordre des parasites, il n'en connaissait aucun qui approchât, comme complexité, de ceux qui ont été décrits depuis et notamment du nôtre; et il n'eût pas été impossible, à priori, que les plus élevés d'entre ces monstres ne reproduisissent les types inférieurs de la monstruosité unitaire. Mais, jusqu'ici du moins, il n'en est rien. Il devient au contraire de plus en plus évident, à mesure que l'on découvre des monstres parasites plus élevés en organisation, que ces monstres, ne rentrent point dans la classification tératologique dont les produits de la fécondation sexuée ont fourni les cadres. Tout d'abord, il ne saurait être question de les rattacher à l'un des genres de la monstruosité unitaire, puisque ce sont toujours des acardiaques. Se rapprochent-ils davantage, même en faisant abstraction de la gémellité et de la présence du cordon, de l'organisation des omphalosites et de celles des anides?

Nous ne le croyons pas. Ils ne ressemblent, en effet, à aucun des genres d'omphalosites, et encore moins aux anides, puisqu'ils peuvent avoir un axe vertébral et quatre membres parfaitement distincts. Ils présentent, il est vrai, au point de vue morphologique, des affinités incontestables avec les sujets parasitaires de la monstruosité double. Cela est une conséquence forcée de leur mode de développement, tel que nous le comprenons; en effet, leur union vasculaire précoce avec l'organisme maternel les condamne fatalement à devenir des acardiaques. Mais, d'un autre côté, ils diffèrent radicalement de ces monstres en ce que leur développement est postérieur à la naissance de l'autosite.

S'il fallait absolument donner une caractéristique anatomique de ces monstres, il nous semble que cette caractéristique devrait être cherchée dans un vice d'organisation bien plus profond encore que tous ceux que l'on rencontre chez les monstres engendrés par génération sexuée. Ce vice, c'est l'absence ou l'arrêt du développement d'un ou de deux feuillets du blastoderme. Il est impossible, en effet, de ne pas être frappé de ce fait que le feuillet cutané est représenté dans tous les kystes dermoïdes sans exception (sauf peut-être dans certains dermoïdes muqueux), le feuillet moyen (cartilages, os, muscles) dans un nombre restreint de cas, et le feuillet interne (intestin), dans quelques-uns seulement. On peut donc dire que la grande majorité des dermoïdes ne renferment qu'un seul feuillet blastodermique développé, ou deux feuillets, si l'on prend en considération la présence du derme, mais que dans tous les cas le feuillet externe prédomine d'une façon très marquée. Pourquoi le feuillet externe occupe-t-il cette place prépondérante ? Sans doute parce qu'il est le premier en date dans le développement de l'embryon, et que ce développement s'arrête généralement peu après qu'il est formé.

Peut-être serait-il possible de reconnaître encore un autre caractère spécial dans l'organisation des monstres des dermoïdes ovariens. On sait en effet que les parties embryonnaires que l'on rencontre dans ces kystes, au lieu d'être groupées eusemble dans l'ordre naturel, de manière à représenter un ou plusieurs segments somatiques, sont le plus souvent dispersées sans aucun ordre sur la paroi du kyste. Ainsi, le monstre que nous avons décrit possédait un corps parfaitement caractérisé par la présence d'un axe vertébral, d'une extrémité céphalique et de quatre membres assemblés de la manière normale ; pourtant le tube digestif, représenté par une anse intestinale de 5 à 6 centimètres de longueur, s'était développé à part, à une certaine distance, et sans être relié par rien au reste du corps ; un os relativement volumineux, ressemblant tout à fait au corps du sphénoïde, était également isolé du reste. Ne serait-on pas tenté de croire, que, chez cet embryon, au lieu d'un seul centre de formation embryonnaire, il y en avait eu deux ou trois, dont l'un spécial à l'entoderme, représenté par le tube digestif ? S'il en était ainsi, on se trouverait encore en présence d'une anomalie inédite, qui pourrait être désignée sous le nom de *défaut d'individualisation*, ou *d'apolarité* du blastoderme. Il va de soi que nous ne pouvons présenter qu'avec une extrême réserve cette vue hypothétique ; elle devait cependant trouver place ici, parce que, si elle se vérifiait, la théorie de la parthénogenèse s'en trouverait singulièrement consolidée. Il résulte, en effet, des recherches expérimentales de Fol (1), que l'individualisation de l'embryon est une conséquence directe de la fusion du noyau mâle avec le noyau femelle, autrement dit de la fécondation. Ce physiologiste, en narcotisant des œufs d'oursins par l'immersion dans une eau chargée d'acide carbonique, est parvenu à y faire pénétrer plusieurs zoospermes, au lieu d'un seul, comme cela doit se passer normalement. Il a vu alors que ces œufs fécondés par excès produisent, lors de la segmentation, des larves monstrueuses à plusieurs cavités gastréales. Il se forme donc plusieurs centres de développement. Cette expérience paraît assez concluante à M. Dareste pour que ce tératologiste considère, sinon comme démontré, du moins comme très vraisemblable, que l'apparition de deux embryons sur un seul blastoderme est due à la pénétration simultanée, dans l'œuf, de deux ou plusieurs spermatozoïdes; d'autant plus que la monstruosité double n'a jamais pu être produite artificiellement par aucune manœuvre et notamment par la division du germe. Or, si c'est l'intervention du spermatozoïde qui donne à l'être nouveau, résultant de la segmentation du blastoderme, son individualité, on est tout naturellement conduit, par analogie, à supposer que le défaut d'individualisation est une conséquence du défaut de fécondation. Mais nous ne voulons pas nous aventurer davantage sur ce terrain trop peu solide et nous bornons là les réflexions que nous suggère l'analyse morphologique des dermoïdes.

III

Pour rendre saisissable la signification phylogénique de la parthénogenèse, dont nous allons maintenant nous occuper, il est nécessaire de jeter un coup d'œil d'ensemble sur les phénomènes de la reproduction dans le règne animal. La reproduction des animaux s'effectue de trois manières différentes: par *scissiparité*,par *gemmiparité* et par *oviparité*. La scissiparité n'est autre chose que le simple fractionnement du corps de l'individu souche; la gemmiparité consiste dans l'accroissement d'une portion de ce corps qui, avant de se détacher, devient semblable à l'individu dont elle dépend; enfin l'oviparité est réalisée au moyen d'œufs ou de graines, c'est-à-dire de corps qui se séparent de l'organisme producteur avant d'avoir donné naissance à une première ébauche de l'organisme nouveau, mais qui sont aptes à le faire quand il sont placés dans des conditions déterminées. Il n'y a point de différence essentielle entre ces trois processus; la gemmiparité et l'oviparité n'étant pas autre chose que des formes de la scissiparité, perfectionnée par l'application du principe de la division du travail.

(1) Fol. De l'origine de l'individualité chez les animaux supérieurs. *C. R. Acad. des sciences*, 1883, t. XCI, p. 497.

Le processus de l'oviparité, apanage des animaux supérieurs, est lui-même très varié dans ses modes, bien qu'immuable en son principe. Pour représenter, sous une forme schématique, la marche générale du phénomène, nous reproduirons la belle théorie qu'en a donnée Milne-Edwards (1) et nous lui emprunterons la terminologie qu'il a créée à cette occasion. L'œuf, que nous prenons pour point de départ, doit être considéré, dès le premier moment de son existence, c'est-à-dire lorsqu'il ne consiste encore qu'en une simple vésicule dite germinative, comme un être vivant, comme un nouvel animal dont le corps est doué de la faculté de se développer suivant certaines règles et de se perfectionner plus ou moins en s'enrichissant de parties nouvelles et en donnant naissance à des produits vivants qui, à leur tour, s'organiseront de façon à constituer un nouvel individu. Cet être primordial qui est l'œuf, nous l'appellerons le *Protoblaste ;* et l'être qui est le résultat définitif des transformations de l'œuf, apte lui-même à produire de nouveaux œufs semblables au premier, nous l'appellerons le *Typozoaire.* Mais entre le protoblaste et le typozoaire, il y a un chaînon intermédiaire, représenté lui aussi par un être distinct, le *Métazoaire*, issu du protoblaste, et générateur du typozoaire. Ce métazoaire n'est point, comme on pourrait le croire, une abstraction : il existe réellement, il fait partie du cycle zoogénique dans toutes les espèces ; seulement il y affecte des formes très différentes, et l'importance de son rôle est très variable.

Chez les invertébrés en général, le métazoaire, avant de produire par bourgeonnement le typozoaire, acquiert lui-même un haut degré de perfectionnement organique. Au lieu de rester dans l'intérieur de l'œuf où il a pris naissance, pour y vivre d'une vie végétative, il peut alors quitter cette demeure, entrer dans le monde extérieur, y chercher de nouveaux aliments et avoir tous les caractères ainsi que les facultés d'un animal ordinaire. L'être sorti de l'œuf est donc un animal, mais un animal différent de celui qui a pondu l'œuf, et cet animal à son tour, restant agame, perpétuera l'espèce, non pas au moyen d'œufs, comme l'individu dont il descend, mais en produisant par gemmiparité un être semblable à ce premier individu ou typozoaire. Cette succession d'individus dissemblables, mais appartenant à une même espèce, et réalisant alternativement deux formes différentes est désignée sous le nom de *générations alternantes.* Un des plus beaux et des plus anciens exemples connus de générations alternantes nous est fourni par les Salpes ou Biphores, animaux pélagiens appartenant à la famille des molluscoïdes (Chamisso, Steenstrup). L'œuf du biphore (protoblaste)

(1) Milne-Edwards. *Leçons sur la physiologie et l'anatomie comparée de l'homme et des animaux*, t. VIII.

donne naissance à un être (métazoaire) reproduisant la plupart des organes de sa mère, mais agame. Cet animal, à son tour, donne naissance, par bourgeonnement, à des animaux (typozoaires) très semblables à lui-même, mais ovipares. Il en résulte que l'on rencontre deux sortes de biphores : des biphores agames et des biphores sexués. Les biphores agames, au sortir de l'œuf, sont d'abord isolés ; puis ils se multiplient par bourgeonnement continu, de façon à former de longues chaînes composées d'individus qui restent toujours unis, mais qui, eux, possèdent des organes sexuels et produisent des œufs de chacun desquels naît un biphore agame solitaire. Ainsi, chez les biphores, c'est le métazoaire qui jouit du plus haut degré d'indépendance, et il a été longtemps pris pour le véritable représentant de l'espèce (typozoaire).

A mesure que l'on remonte l'échelle zoologique, on voit le rôle du métazoaire diminuer peu à peu, son organisation se simplifier, la durée de son existence autonome s'abréger. Chez les médusaires, par exemple, il ressemble à un infusoire, et il meurt aussitôt après avoir donné naissance au typozoaire, qui dans ce cas est unique. Puis son indépendance même se perd ; au lieu de rester toujours distinct, du typozoaire devenu unique, c'est lui-même qui se transforme en typozoaire par la simple adjonction d'un bourgeon ; chez les holothuries, par exemple, ce bourgeon est la partie céphalique de l'animal parfait.

Chez les ascidies, nous trouvons des phénomènes remarquables qui établissent une transition entre le type franchement alternant de la génération ovipare, et le type en apparence continu qui caractérise les mammifères. Le jeune animalcule qui naît dans l'œuf d'une ascidie est couvert de cils vibratiles et muni d'une queue ; mais bientôt ce petit être se fixe sur quelque corps sous-marin, perd sa queue, et subit dans sa structure intérieure des changements considérables. Son corps, de forme ovoïde, se sépare en deux portions parfaitement distinctes, l'une superficielle et constituant une cellule tégumentaire comparable à une vésicule blastodermique ; l'autre intérieure, également utriculaire et contenant la masse vitelline. Ces deux cellules vivantes n'ont alors aucun lien organique, mais, par suite du travail de développement dont elles sont le siège, elles se soudent ensemble à l'extrémité antérieure du corps et forment de nouveau un seul être qui deviendra le typozoaire.

Comparons cela à ce qui se passe dans l'œuf fécondé d'un mammifère. Le blastoderme se montre d'abord sous forme d'une membrane discoïde, qui, croissant rapidement, envahit la totalité de la surface du vitellus, de manière à constituer une cellule ou sphère creuse dont l'intérieur est occupé par la substance vitelline. Bientôt, dans une certaine région du blastoderme, appelée aire germinative, se produit un phénomène de bourgeonnement qui aboutit à la formation de l'embryon, typozoaire futur. L'embryon, par suite de la formation de l'amnios, s'isole de la cellule blastodermique, suspendu à la paroi interne de celle-ci par un pédoncule, dernier vestige de sa continuité originelle avec le blastoderme. Enfin ce pédoncule se rompt, et alors le typozoaire acquiert son indépendance définitive. Il n'y a donc, en somme, entre la manière dont les choses se passent chez les ascidies et chez les mammifères, qu'une différence secondaire : chez les ascidies, la portion métazoïque ou blastoderme persiste comme partie constitutive du nouvel individu, dont elle forme la tunique tégumentaire, tandis que chez les mammifères elle disparaît presque entièrement.

Chez certains insectes, nous assistons à une nouvelle évolution. Prenons comme type les pucerons. Ces insectes possèdent en apparence deux modes distincts de reproduction. A l'automne, les femelles, fécondées par le mâle de la façon ordinaire, pondent des œufs d'où sortent au printemps suivant de nouveaux individus. Ceux-ci sont tous des femelles, et, comme tous les mâles de l'année précédente ont péri durant l'hiver, elles ne rencontrent aucun mâle pour les féconder. Cependant, elles ne restent pas stériles, mais au lieu de pondre des œufs, comme leurs mères, elles mettent bas des petits vivants. Ces petits sont également vivipares, de sorte qu'on voit se succéder, pendant l'été, plusieurs générations de pucerons femelles, et c'est seulement à l'entrée de l'automne qu'il naît des mâles. En plaçant ces insectes dans des conditions favorables à ce mode singulier de reproduction, on a pu obtenir plus de dix générations de femelles aptes à se multiplier sans le concours du mâle. Seulement, ces pucerons engendrés par voie parthénogenétique, sont de plus en plus mal conformés et naissent souvent monstrueux. Balbiani en a vu qui manquaient d'intestin. Le développement de ces individus se rapproche d'ailleurs, beaucoup plus que les apparences ne le feraient supposer, de celui des pucerons conçus par voie de fécondation sexuée. Ils sortent également d'un œuf, qui apparaît sous l'abdomen, à la place qu'occupent les ovaires chez les pucerons vivipares. Lorsque cet œuf a atteint un certain diamètre, un disque blastodermique composé de larges cellules jaunâtres apparaît à l'un de ses pôles ; c'est sur ce disque que se forme l'embryon, et il ne diffère, semble-t-il, du blastoderme normal, que parce qu'il reste confiné à l'un des pôles de l'œuf au lieu de s'étendre sur toute sa surface interne (1).

(1) WALDO-BURNETT. *Annals of natural history*, 1854, t. XIV. p. 81.

Nous voyons donc, chez les pucerons, l'œuf fécondé, ou protoblaste, donner naissance, comme l'œuf des biphores, à une lignée de métazoaires issus l'un de l'autre par bourgeonnement successif. Mais ce bourgeonnement revêt ici toutes les apparences de l'oviparité : le métazoaire est un animal absolument semblable au typozoaire, et le bourgeon métazoïque est un œuf que rien ne distingue de celui que pond le typozoaire, si ce n'est que cet œuf possède, de par son origine, de par sa signification morphologique et biologique, la faculté d'évoluer *sans fécondation* : c'est un œuf *parthénogenétique*. La *parthénogenèse* consiste donc essentiellement en ceci, que l'influence d'une fécondation initiale peut se transmettre d'œuf à œuf pendant plusieurs générations successives, bien qu'elle s'affaiblisse de plus en plus, et que cet affaiblissement se traduise par l'imperfection croissante des produits. C'est une *fécondation héréditaire et latente* dont l'action s'étend à une série d'individus, et n'a besoin, pour assurer la perpétuité de l'espèce, que d'être renforcée à des intervalles éloignés par la *fécondation actuelle.*

Si nous passons à d'autres insectes, nous voyons ce même phénomène de la parthénogenèse revêtir une forme différente et, en quelque sorte, atténuée. On ne trouve plus ces longues séries d'individus issus l'un de l'autre sous l'impulsion d'une seule fécondation ancestrale : dès la seconde génération, l'action de la *fécondation latente* est épuisée, et cet épuisement se révèle par ce fait que le produit ne possède pas toutes les propriétés du générateur, et qu'il a notamment perdu celle de reproduire isolément une nouvelle descendance semblable à lui-même. Tel est le cas du ver à soie, des bombyx, d'un très grand nombre d'autres lépidoptères, des cynips, et enfin de l'abeille. L'abeille femelle, ou reine, pond deux sortes d'œufs ; les uns, qui ont été fécondés par le mâle. donnent naissance à des ouvrières ou à des reines ; les autres, qui sont des œufs parthénogenétiques, ne donnent jamais naissance qu'à des mâles : le phénomène ne peut donc aller plus loin. Chez le ver à soie, la parthénogenèse est également limitée à la seconde génération, mais par un autre mécanisme : les chenilles qui sortent des œufs non fécondés sont chétives, monstrueuses, et meurent rapidement.

De là à ce qui se passe chez un grand nombre d'autres invertébrés, tels que les gastéropodes (Vogt, de Quatrefages), les zonites (Baudelot, Pérez), et enfin chez tous les vertébrés, il n'y a qu'un pas. Chez ces animaux supérieurs, il n'y a jamais de génération sans le concours des deux sexes, mais l'œuf non fécondé subit constamment un commencement de segmentation qui, s'il n'est pas la parthénogenèse, en est du moins certainement une réminiscence atavique. Coste avait déjà signalé ce fait. Œllacher en (1) en reconnut la généralité en ce qui concerne l'œuf de la poule ; il s'en autorisa même pour dire que les kystes dermoïdes de l'ovaire humain pourraient bien avoir une origine parthénogenétique. M. Mathias Duval renouvela les observations de Œllacher sur de nombreux œufs non fécondés appartenant à différents oiseaux, poule, serin, colin, perruche, et les précisa. Il constata que l'on trouvait toujours dans ces œufs un commencement de segmentation correspondant aux stades parcourus par les œufs fécondés et récoltés dans l'oviducte même de l'animal sacrifié. « Ce développement arrive à peine jusqu'à la production d'un double feuillet blastodermique, mais il va jusqu'à la production d'une cavité de segmentation, et par suite à l'indication d'une première ligne de séparation entre le feuillet externe et le feuillet interne primitif. »

Au reste, nous ne saurions mieux faire que d'emprunter les paroles mêmes de M. M. Duval, qui a résumé la question dans une communication à la Société de biologie (2).

« Il y a longtemps, dit-il, qu'Agassiz (3) et Burnett (4) ont constaté la possibilité d'un commencement de développement sur des œufs de poissons non imprégnés de sperme. Bischoff et Leuckart ont fait les mêmes observations pour l'œuf de la grenouille ; plus récemment, M. Moquin-Tandon (5), ayant observé avec soin ce phénomène, a vu que les choses se passent alors aussi régulièrement qu'après la fécondation, sauf que le processus s'arrête bientôt ; c'est-à-dire qu'il a vu se former nettement, d'après le rythme ordinaire, d'abord les deux grands cercles méridiens, puis le cercle équatorial, mais, à partir de la naissance du quatrième cercle méridien, parfois même avant, le fractionnement prend un caractère d'irrégularité très marqué, puis s'arrête. Chez les oiseaux, outre les observations d'Œllacher et les nôtres, il faut encore citer celles de Motta-Maia (6) sur les œufs non fécondés et fraîchement pondus de tourterelles. Chez les mammifères, Bischoff (7) a donné, pour la truie, un cas observé dans les conditions de la plus rigoureuse exactitude, et Hensen (8) a rapporté ce cas curieux d'un

(1) J. Œllacher. *Die Veraenderungen des unbefruchteten Keimes der Huhnereier im Eileiten*. Leipzig, 1872.

(2) *Soc. de Biologie*, 1884, p. 585.

(3) *Proceed. of the Boston Soc. of nat. History*, 1859.

(4) *Proceed. of the Amer. Acad. of Sciences*, 1857.

(5) *C. R. Acad, Sc*, 30 avril 1875. p. 409.

(6) *Mittheil. embryol. Instit. in Wien*. 1877, 1 p. 85.

(7) *Ann. des Sc. nat.* août 1844, *Mémoires sur la maturation et la chute de l'œuf*, p. 134.

(8) *Centralblatt f. Gynæk*. 1869 n° 26.

grand nombre d'ovules accumulés, chez une lapine, dans un oviducte dont la lumière était oblitérée dans son trajet, ovules qui se présentaient à toutes les phases successives de la segmentation, puis de la dégénérescence après segmentation. »

La segmentation du germe est donc, de l'avis de tous les embryologistes, la loi générale, dans les œufs non fécondés ; seulement, en l'absence de fécondation, le blastoderme, qui avait commencé à se former, se désagrège et s'émiette, pour ainsi dire, avant de disparaître.

En présence de ces faits, il devient nécessaire d'interpréter le rôle de la fécondation tout autrement qu'on ne le faisait autrefois. La fécondation actuelle, n'est point à proprement parler, l'agent déterminant de la reproduction des êtres vivants, qu'ils soient ou non sexués. Cette reproduction, débute, sous l'influence de la fécondation latente, par la naissance morphologique du nouvel individu qui est l'œuf; elle précède donc constamment la fécondation actuelle, acte important qui toujours s'accomplit pendant la durée de l'évolution ontogénique, et dont le rôle est de donner à cette évolution une impulsion, une direction déterminées, faute desquelles elle n'aboutit point à la constitution d'un nouvel individu. L'absence de fécondation n'a point pour conséquence le défaut total de développement de l'œuf, elle se traduit seulement, chez les œufs qui réclament son action, soit par des anomalies plus ou moins importantes dans la formation de l'embryon; soit par l'arrêt très prématuré de cette formation. Cela s'applique à tous les êtres ovipares, aussi bien aux végétaux qu'aux animaux ; nous pourrions citer, dans le règne végétal, un très grand nombre d'exemples de parthénogenèse, mais l'essence du phénomène serait toujours la même que chez les animaux ; nous verrions les œufs de certains végétaux, soustraits à l'action du pollen, ne point former d'embryon, mais pourtant se segmenter, germer, et donner une plante qui, contrairement aux individus issus de la fécondation, sera toujours du sexe de sa mère.

Par conséquent, bien que, chez les animaux supérieurs, la segmentation de l'œuf suive généralement l'action de la cellule mâle, il serait tout à fait erroné de considérer la fécondation comme le facteur *sine qua non* de la formation du blastoderme. La seule chose que l'on puisse affirmer, c'est qu'en l'absence de fécondation, l'évolution ontogénique, chez ces animaux, ne va jamais loin, et qu'elle ne dépasse pas les phases préliminaires du développement de l'embryon.

Quant à la nature des actions qui peuvent accidentellement suppléer celle de l'élément séminal et provoquer la segmentation de l'œuf, on ne possède jusqu'ici sur ce point que peu de notions précises. On sait seulement (von Wittich, Siebold, Leydig, Balbiani) que chez un très grand nombre de mammifères, et peut-être chez tous, l'une des cellules épithéliales qui entourent l'œuf dans le follicule de de Graaf fournit, par bourgeonnement, une cellule qui pénètre dans l'ovule primordial, où elle persiste sous forme d'un noyau indépendant à côté de la vésicule germinative ; c'est autour de ce noyau que s'amassent principalement les granulations vitellines et que se formera le germe futur de l'embryon. Il a reçu, à cause de cela, le nom de *vésicule embryogène*; son rôle a paru jusqu'à un certain point comparable à celui de la cellule séminale mâle, et l'on a voulu voir dans son action sur l'œuf une sorte de fécondation anticipée ou de *préfécondation*. D'un autre côté, Tichomirow (1) a réalisé, sur les œufs du *Bombyx mori*, une expérience extrêmement intéressante : il a pu provoquer à volonté, par une forte irritation chimique ou mécanique, le développement parthénogenétique de ces œufs.

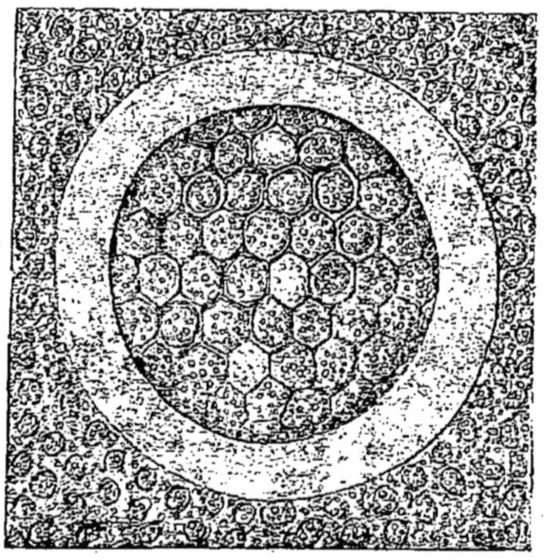

Fig. 13. — Segmentation d'un ovule humain non fécondé, d'après Ch Morel.

Pour admettre la possibilité de la parthénogenèse dans l'espèce humaine, le lecteur ne demandera sans doute plus qu'une chose : un exemple authentique de segmentation de l'œuf humain en dehors de la fécondation. Cet exemple existe.

On trouve dans le traité d'histologie de Ch. Morel (2), l'observation suivante, qui, restée longtemps oubliée ou inconnue, a été rappelée par M. Mathias Duval dans la communication dont nous avons déjà cité une partie.

(1) Tichomirow. Die künstliche Parthenogenese bei Insecten. *Arch. f. Physiol* Leipzig, 1886, Suppl. B. p. 35.

(2) Ch. Morel. *Traité d'histologie*. Nancy, 1864.

« En examinant des vésicules de de Graaf hypertrophiées, chez des femmes mortes de péritonite puerpérale, huit à dix jours après l'accouchement, nous avons rencontré plusieurs ovules mesurant 1/10 à 1/7 de millimètre, dans lesquels la segmentation était aussi nettement dessinée que dans les œufs fécondés ; seulement les cellules du pseudo-blastoderme subissaient déjà la métamorphose graisseuse; quelques-unes d'entre elles étaient même réduites à l'état de cellules adipeuses. Dans d'autres ovules le contenu était complètement transformé en une masse graisseuse. Tous ces ovules étaient entourés d'une zone cellulaire provenant du disque proligère de la vésicule de de Graaf et dont les éléments sphériques ne pouvaient être confondus avec les cellules polyédriques résultant de la segmentation du vitellus. La segmentation du jaune est donc possible sans fécondation préalable. Du reste le phénomène de la segmentation de l'œuf non fécondé n'a rien d'anormal en soi, car l'ovule n'est qu'une cellule, et chaque jour on observe que les cellules de l'organisme, sous l'influence d'une cause irritante, d'un choc par exemple, offrent aussi une segmentation ou prolifération nucléaire, à la suite de laquelle naissent les produits pathologiques les plus variés. »

« Sur ces mêmes pièces, la structure de la paroi externe des vésicules de de Graaf m'a semblé différer de celle des vésicules ordinaires. Cette membrane est riche en vaisseaux ; de plus elle est constituée presque exclusivement par des cellules fusiformes très allongées et soudées régulièrement les unes aux autres, ce qui fait que sur la coupe elle paraît fibreuse, mais en réalité elle ne contient pas de fibres » (fig. 13).

Les cellules qui résultent de cette segmentation anormale sont des cellules vivantes. Rien n'autorise à dire qu'elles soient fatalement condamnées à une désorganisation rapide, et il est au contraire vraisemblable que, si leur nutrition est assurée d'une manière quelconque, elles peuvent continuer à vivre et à se multiplier. Si le fait ne s'est jamais rencontré dans les œufs d'oiseaux segmentés sans fécondation, c'est sans doute parce que l'embryon de l'oiseau, ainsi que l'a vu Dareste, ne peut vivre sans amnios. On conçoit, au contraire que, lorsque l'œuf anormal reste en place dans le follicule de de Graaf, les cellules du blastoderme puissent recevoir leurs éléments nutritifs de l'organisme maternel, à travers la membrane vitelline d'abord puis, peut-être, plus tard, par continuité directe. Les choses, en somme, ne se passent pas autrement pour l'œuf fécondé ; c'est à travers la membrane vitelline que l'embryon emprunte à la mère les substances nécessaires à son développement, seulement il le fait au moyen d'un organe différencié, le chorion.

CHAPITRE V

Rapports des kystes dermoïdes de l'ovaire avec les dermoïdes profonds de l'abdomen et avec les tératomes testiculaires, au point de vue pathogénique.

Nous avons déjà fait entrevoir, dans la première partie de ce travail les rapports pathogéniques qui semblent exister entre les dermoïdes de l'ovaire et deux autres groupes, les dermoïdes profonds de l'abdomen et les tératomes testiculaires. Ce ne sera pas un hors-d'œuvre que de consacrer un dernier et court chapitre à l'étude de ces rapports. Il est certain, en effet, qu'une théorie pathogénique des kystes dermoïdes de l'ovaire qui laisserait dans l'ombre ce côté de la question ne satisferait point complètement l'esprit, et qu'elle pourrait même être à bon droit suspectée de quelque vice radical. Cherchons donc à nous faire une idée rationnelle de la manière dont on pourrait concevoir la pathogénie des dermoïdes de l'abdomen et des tératomes du testicule, et voyons si les conclusions auxquelles nous serons conduits peuvent ou non s'accorder avec la théorie exposée dans ce travail.

I

Kystes dermoïdes profonds de l'abdomen.—Les kystes dermoïdes profonds de l'abdomen ne doivent pas être confondus avec les dermoïdes par enclavement devenus profonds secondairement, tels que ceux du tissu cellulaire pelvien ou de la vessie. Ils apparaissent en effet, comme on va le voir, dans des conditions qui ne permettent pas de supposer qu'ils soient le résultat d'un enclavement ectodermique, et leur origine est restée jusqu'ici problématique. On n'en connaît d'ailleurs qu'un petit nombre de spécimens, qui se ressemblent entre eux, notamment par leur siège *intra-péritonéal*. Nous croyons en effet que la littérature médicale ne renferme pas un seul exemple de kyste dermoïde du parenchyme des organes abdominaux, foie, rein, rate, pancréas, utérus, trompes, etc. Le cas de Pelvet et celui de Barth, donnés quelquefois comme kystes dermoïdes du foie, se rapportent, en réalité, le premier à un kyste hydatique du foie, le second à une masse butyreuse parahépatique, provenant d'une grossesse extra-utérine rompue dans l'abdomen.

Les vrais dermoïdes profonds de l'abdomen sont toujours contenus, soit dans la grande cavité péritonéale, soit dans un diverticule de cette cavité. De là la possibilité de distinguer deux variétés de ces tumeurs : 1° les dermoïdes de la grande cavité péritonéale ; 2° les dermoïdes du canal tubaire et de la cavité utérine.

Les kystes dermoïdes de la grande cavité péritonéale se présentent à leur tour sous deux formes bien différentes en apparence. Dans un premier groupe de faits, il s'agit de kystes longuement pédiculés qui, après avoir contracté avec l'intestin et l'épiploon des adhérences suffisantes pour assurer leur nutrition, finissent, par suite de la torsion et de la rupture de leur pédicule, par perdre toute connexion avec les ovaires. Ce processus est connu depuis longtemps et n'est d'ailleurs pas spécial aux dermoïdes. Chalot (1) a pu en réunir 28 exemples, dont 7 concernant des dermoïdes ; Malins (*Lancet*, 1883, v. 1) a observé 5 fois, au cours de laparatomies, des faits semblables. Dans un de ces cas, la séparation du kyste, bien qu'avancée, n'était pas absolument complète au moment de l'opération ; dans les 4 autres cas, la tumeur avait perdu toute attache avec son point de départ et s'était fait un lit nouveau. Turner (2) a trouvé, dans une autopsie, un kyste de la grosseur d'une tête de fœtus qui s'était transplanté sur le péritoine au niveau des deux premières vertèbres lombaires. Il cite un mémoire de Rokitansky sur le même sujet. Mais à quoi bon insister ? Une seule interprétation s'impose pour tous ces faits. Il s'agit bien évidemment là de kystes dermoïdes de l'ovaire transplantés sur le péritoine par un mécanisme connu et qui ne peut soulever aucune discussion (1). Nous passons donc rapidement, car nous avons hâte d'arriver à la seconde variété des

(1) *Ann. de gyn. et d'obst.*, mars-juillet 1887.

(2) *Edinburgh Med.*, janvier 1861.

(1) Ce point spécial de l'histoire des kystes ovariques n'a guère été mis en lumière que depuis que la pratique de la laparotomie s'est généralisée. Aussi plusieurs faits anciens, notamment celui de Roux, du Var (*Gaz. méd.*, 1836, p. 523), ont-ils passé à tort pour des inclusions fœtales. Dans le cas de Roux, on trouva dans l'abdomen à l'autopsie d'une femme de 52 ans, deux kystes, l'un « occupant l'espace compris entre la grande courbure de l'estomac et la vessie », l'autre adhérent à la vessie. « *Les ovaires hypertrophiés offraient une dégénérescence qui paraissait de nature cancéreuse.* » Roux ne tenait d'ailleurs le récit du fait que de seconde main. En raison de ces circonstances, et bien que G. Saint-Hilaire ait donné son adhésion à cette observation, nous ne l'avons point fait figurer parmi les cas d'inclusion abdominale d'une authenticité incontestable.

dermoïdes de la grande cavité péritonéale, beaucoup plus intéressante pour nous que la première, et aussi beaucoup moins connue.

Voici d'abord le résumé de 6 observations que nous avons pu rassembler :

Obs. I. Fraenkel. *Wien., med. Wochenschr.*, 1883, p. 865. — Femme de 37 ans. Tumeur abdominale remontant à deux ans. Neuf mois avant l'opération, la malade fit une chute de voiture, qui donna le signal d'une augmentation rapide de la tumeur et d'accidents de péritonisme. *Laparotomie.* Le péritoine contenait un liquide louche mêlé de cheveux. La tumeur était un kyste dermoïde de l'ovaire gauche, rompu dans la cavité abdominale. La surface du péritoine était semée d'une quantité de petits kystes dermoïdes appendus à l'extrémité de longs pédicules filiformes « semblables à des cerises pendantes aux branches ». On en rencontrait quelques-uns plus volumineux dans le voisinage du foie, du diaphragme et du mésocôlon. On voyait en outre, çà et là, des cheveux isolés implantés sur l'épiploon et croissant librement dans la cavité péritonéale.

Obs. II. — Femme de 41 ans. Début de la tumeur constaté quinze ans auparavant. *Laparotomie.* On trouva un kyste dermoïde de l'ovaire droit et des végétations papillaires du mésentère. Nombreuses adhérences, particulièrement avec le gros intestin et l'appendice vermiforme. A l'autopsie, on découvrit de nombreux kystes dermoïdes à contenu mélicérique, du volume d'un grain de chènevis à celui d'une noisette, sur le péritoine du petit bassin et sur le revêtement péritonéal de l'iléon, du cæcum et du côlon.

A la surface de l'ovaire gauche se trouve une tumeur grosse comme une fève, recouverte par le péritoine, peu adhérente, se laissant aisément détacher de l'ovaire, à contenu mélicérique ; une tumeur analogue, du volume d'une noisette, adhère au feuillet postérieur du ligament large gauche. Quatre ou cinq autres, du volume d'un pois à celui d'une noisette, sur les feuillets antérieurs des ligaments larges ; une autre, grosse comme une noisette, dans le cul-de-sac de Douglas. Un grand nombre d'autres plus petites adhèrent au péritoine, les unes par une large base, les autres par un mince pédicule. Ces dernières se trouvent en grande quantité sur le revêtement péritonéal du rectum, de l'S iliaque, du côlon ascendant et descendant, du cæcum et de la portion inférieure de l'iléon.

Kolaczek. *Virchow's Archiv.*, 1879, Bd LXXV, p. 399. — Femme de 45 ans, dont le ventre avait commencé à grossir depuis 7 ans. Après l'incision de la paroi abdominale, on fut frappé de trouver le péritoine pariétal, et surtout le péritoine viscéral, garni d'une quantité de petits nodules jaunâtres du volume d'une lentille et au-dessous ressemblant à des granulations tuberculeuses. Rien, dans le cas de cette femme, ne pouvait faire soupçonner la tuberculose. En y regardant plus près, Kolaczek reconnut que sur beaucoup de nodules s'implantait un fin poil atteignant jusqu'à 1 cent. de longueur. Il enleva plusieurs de ces poils, dont la nature fut confirmée par l'examen microscopique. Il y avait un kyste dermoïde ovarique de la grosseur d'une tête d'adulte, à paroi épaisse, lisse, ne présentant à sa surface externe aucun de ces petits nodules.

Obs. I. Moore. *Trans. of the Pathol. Soc.* P. XVIII (1866). — Femme de 28 ans. La plus grande partie de la cavité abdominale était remplie par un énorme kyste dermoïde de l'ovaire gauche, à paroi interne lisse, rosée ; cette paroi était creusée en certains points de dépressions peu profondes, dont les bords tranchants indiquaient qu'elles étaient dues à la rupture de petits kystes secondaires, qui avaient ainsi contribué à l'accroissement de la cavité principale. Ces dépressions seules portaient des cheveux. Le contenu était une matière pultacée mêlée de cheveux libres. Il y avait, en outre, une masse irrégulière revêtue de peau, portant plusieurs dents, qui n'était reliée à la paroi du kyste que par quelques minces adhérences. Entre les fausses membranes péritonéales se trouvaient une grande quantité de petits kystes dermoïdes, les uns rattachés au kyste principal par de minces pédicules, les autres sans aucune connexion avec lui. L'un de ces kystes était adhérent au grand épiploon. Deux autres, situés sur le ligament large droit, ayant respectivement la grosseur d'une mandarine et d'une noix, avaient des parois cartilagineuses en voie de calcification. Quelques-uns étaient accolés au mésentère. Le plus grand des kystes indépendants se trouvait entre les adhérences de l'intestin grêle. Il était plus gros qu'un œuf de poule et complètement séparé du kyste principal par les anses intestinales.

Obs. II. Post mortem register, *Middlesex Hospital*, 1881, n° 1594. — Tumeur kystique énorme, presque sphérique, de l'ovaire gauche. Deux grands kystes constituaient les 5/6 de la tumeur. L'un de ces kystes, placé près du pédicule, présentait à sa surface interne des saillies de deux sortes : 1° des kystes dermoïdes secondaires, de volume variable, à contenu liquide ; 2° des masses solides, grisâtres, irrégulières, présentant à la coupe une structure réticulée ; les mailles étaient remplies par des dépôts de fibrine rouge ou décolorée, et ailleurs par une matière colloïde. Deux de ces masses étaient libres, une autre fixée à un pédicule. Le reste de la tumeur consistait en une infinité de petits kystes à contenu granuleux pour les uns, gélatineux pour les autres. En arrière de l'utérus, dans la couche sous-péritonéale, mais sans aucune connexion avec le rectum, se trouvait une masse d'une dureté osseuse, contenant des cheveux emmêlés.

Grawitz. *Virchow's Archiv.*, 1885, Bd C, p. 262. — Femme de 40 ans. Autopsie. Kystes dermoïdes des deux ovaires. Tous les viscères étaient soudés entre eux par des adhérences, de telle sorte qu'ils ne formaient pour ainsi dire qu'une seule masse. Entre ces adhérences existaient de nombreux kystes dermoïdes dont quelques-uns atteignaient le volume d'un œuf ; les plus petits n'apparaissaient que comme des points blancs à peine visibles à l'œil nu. Ces kystes se retrouvaient même entre le foie et le diaphragme.

Il existe entre toutes ces observations une remarquable analogie. On pourrait les résumer de la manière suivante : un des ovaires, ou les deux ovaires, présentent des kystes dermoïdes généralement volumineux, visiblement anciens ; en dehors de ceux-ci, on en trouve une quantité d'autres plus petits, dont le volume varie d'un grain de chènevis, ou moins encore, à celui d'un œuf de poule ; ces kystes secondaires sont implantés sur le péritoine et ils sont d'autant plus nombreux qu'on se rapproche davantage des ovaires ; lorsqu'on les trouve dans des points éloignés de l'ovaire, ils existent toujours aussi dans les régions intermédiaires. Leur origine ovarienne n'est pas douteuse, car 1° dans plusieurs cas la tumeur principale, la tumeur-mère, présente elle-même, à sa surface interne et externe, uue prolifération de petits kystes semblables en voie de séparation (Moore, obs. I et II) ; 2° dans d'autres cas (Fraenkel, obs. II), on voit ces petits kystes se détacher directement de la surface de l'ovaire. La rupture de la tumeur-mère ne semble jouer aucun rôle dans la production des phénomènes ; en tous cas, elle ne paraît pas nécessaire, puisqu'elle n'est signalée qu'une fois sur 7 observations (Fraenkel, obs. I). La structure de ces dermoïdes secondaires est très simple ; ils ne possèdent souvent qu'un revêtement épidermique, portant un ou plusieurs poils ; d'autres fois, ils présentent une structure papillaire, et cette modification de structure coïncide avec la présence de tumeurs semblables, finement pédiculées, sur la paroi interne de la tumeur-mère (Kolaczek, obs. II).

Comment interpréter ces faits ? Fraenkel, à propos de ses deux cas, émet trois hypothèses : développement indépendant des kystes de l'ovaire et de ceux du péritoine, greffe sur le péritoine de kystes secondaires, mis en liberté par la rupture du kyste ovarique, enfin propagation de proche en proche à la manière des néoplasies malignes. Aucune de ces hypothèses n'est admissible. La première tombe devant ce fait que la séparation des kystes migrateurs d'avec la tumeur principale a été effectivement constatée ; la seconde ne mérite pas plus de considération, puisque nous savons que la rupture du kyste ovarique est un fait exceptionnel. Quant à la troisième hypothèse, elle est contraire à toutes les notions de pathologie générale. Nous savons en effet que le tissu dermoïde ne se comporte jamais comme une néoplasie maligne, et quand cela serait, il est évident qu'il ne pourrait se propager, comme ces néoplasies, que de deux façons : ou bien de proche en proche par extension du foyer primitif, ou bien à distance, en empruntant la voie des lymphatiques. Il est impossible de rapporter à l'un ou à l'autre de ces deux modes de propagation, la dissémination de petits kystes dermoïdes à la surface du péritoine. D'ailleurs, contre cette hypothèse, comme contre les deux premières, le fait constaté de la séparation des kystes migrateurs, originairement ovariens, est un argument décisif.

Nous croyons que pour comprendre la dissémination des dermoïdes dans le péritoine, il faut se reporter à une singulière affection, observée autrefois par Rokitansky (1), décrite plus tard par Ritchie. La maladie de Ritchie, c'est ainsi que l'appelle Lawson Tait, est une dégénérescence kystique de l'ovaire, due probablement à des hydropisies multiples des follicules de de Graaf. L'ovaire atteint de cette affection ressemble à une grappe de raisin, dont chaque grain, représentant un kyste indépendant, a une tendance invincible à se pédiculiser, à se détacher et à se greffer sur le péritoine (2e obs. de Lawson Tait, Mal. des ovaires, Trad. Ollivier, 1866, p. 227).

On ne voit pas pourquoi les kystes dermoïdes, qui s'accompagnent eux aussi, comme l'a vu Steinlin, d'une hydropisie du follicule, et qui ne sont pas autre chose, en somme, que des kystes folliculaires compliqués d'une prolifération spéciale de l'ovule, on ne voit pas, dis-je, pourquoi ces kystes ne posséderaient pas, eux aussi, dans des cas exceptionnels, cette tendance à la pédiculisation et à la migration qui caractérise les kystes décrits par Ritchie. Dès lors, rien de plus facile que de comprendre cette migration en masse, cet essaimage de petits kystes dermoïdes dans tout l'abdomen.

Il y a encore, dans les observations qui précèdent, un point qui doit attirer notre attention. On se souvient sans doute qu'il y est fait mention de tumeurs-mères, et que ces tumeurs-mères ne sont autre chose que des kystes dermoïdes à la paroi desquels sont appendus, soit en dedans, soit en dehors, de nombreux petits kystes secondaires, semblables à ceux qui émigrent dans le péritoine. C'est là une disposition dont nous n'avons rencontré aucun exemple, car elle ne saurait être confondue avec celle que présentent les kystes dermoïdes devenus multiloculaires par rupture de poches secondaires dans la cavité principale. Cette disposition peut-elle se concilier avec l'idée que nous nous faisons des dermoïdes de l'ovaire ? Ne semble-t-il pas qu'elle impliquerait la présence d'un grand nombre d'ovules dans le même follicule, c'est-à-dire une hypothèse difficilement admissible ?

Sans doute, nous ignorons de quelle manière se forment les kystes en question, mais ce qui est certain, c'est que l'on a vu des kystes folliculaires présentant exactement la disposition que nous offrent ces tumeurs-mères, c'est-à-dire une paroi parsemée d'une multitude d'ovules. Nous n'en voulons pour preuve que l'observation suivante :

(1) ROKITANSKY. Wochenblatt der Zeitschrift der K. K. Geselschaft der Aerzte zu Wien, vol. I.

Neumann. *Virchow's Archiv*. Bd 104, p. 489. — Dans un kyste par hydropisie des follicules de de Graaf, enlevé chez une jeune fille de 20 ans, et qui ne mesurait pas moins de 50 cent. de circonférence, Neumann a constaté que la surface interne, tapissée par l'épithélium cubique normal du follicule, était semée d'une quantité d'ovules possédant une zone pellucide très nette, un noyau, parfois un nucléole, et entourés chacun d'une collerette de cellules épithéliales. Il devait y en avoir plusieurs milliers.

L'hypothèse la plus vraisemblable, c'est que le kyste en question résultait de la fusion d'une multitude de petits kystes folliculaires. Que a dégénérescence dermoïde des ovules vienne s'ajouter à cette première lésion, et l'on aura une tumeur identique à celles décrites plus haut.

Il nous reste à dire quelques mots des dermoïdes du conduit tubaire et de la cavité utérine. Si l'idée directrice de ce travail est juste, les seuls kystes dermoïdes que l'on puisse trouver dans le canal tubo-utérin sont encore des dermoïdes ovariens migrateurs. Rien n'empêche, en effet, d'admettre que des ovules, atteints de dégénérescence dermoïde et détachés de l'ovaire, puissent se fixer sur la muqueuse de la trompe ou de l'utérus comme ils se fixent sur le péritoine. En fait, les deux seuls cas de dermoïdes tubaires que nous connaissions justifient cette manière de voir.

L'un, dû à Cruveilhier (1), concerne une femme morte un mois après l'accouchement, chez laquelle il existait deux kystes dermoïdes. Le premier était intra-ovarique ; « le second, très petit, fait suite à la trompe, et paraît formé aux dépens du pavillon de cette trompe. Ce kyste ne contient rien autre chose que des poils enchevêtrés au milieu d'une matière adipeuse ».

L'autre cas, cité par Geoffroy St-Hilaire, se trouve dans la dissertation inaugurale de Corvinus (2). Il s'agit d'un os portant deux dents molaires, trouvé dans une dilatation de la trompe.

Comme on le voit, il semble bien résulter des termes, extrêmement concis, de ces deux observations, que le kyste était implanté sur la muqueuse tubaire. Quant aux kystes dermoïdes de l'utérus, qu'il ne faut pas confondre avec les môles embryonnaires, leur existence même est douteuse. C'est tout au plus si une vieille et obscure observation de Fabrice de Hilden (citée par Cruveilhier, *Ann. path.*, t. II, p. 185) pourrait être interprétée dans ce sens.

(1) *Atlas d'anat. path.*, 18e livraison, pl. 3.
(2) *De Conceptione tubarum*, Strasbourg, 1780.

La théorie de la parthénogenèse n'est donc nullement prise en défaut lorsqu'il s'agit d'expliquer ces particularités peu connues de l'histoire des dermoïdes ovariens. Je dirai même plus : cette théorie est la seule qui les explique. Nous avons déjà fait voir combien l'hypothèse de l'inclusion abdominale s'accorde mal avec la bilatéralité et la multiplicité habituelles aux kystes dermoïdes ; mais que dire des types anormaux que nous venons d'étudier ? N'est-il pas évident que ces formes-là proclament pour ainsi dire l'origine ovulaire des dermoïdes ovariens ?

II

Tératomes testiculaires. — Les tératomes testiculaires, comme nous l'avons déjà dit, doivent être distingués avec le plus grand soin des tératomes scrotaux, et c'est bien à tort qu'on les réunit habituellement dans un groupe unique sous le nom de tératomes scroto-testiculaires.

Les tératomes scrotaux ne sont pas autre chose que des monstres parasitaires reliés d'une part aux tératomes sacro-coccygiens, périnéaux et rétro-rectaux, et d'autre part au groupe beaucoup moins nombreux et moins connu des tératomes pubiens. Nettement caractérisés, dans quelques cas, par leur présence dans la région antérieurement à la descente du testicule, ils le sont dans tous par leur situation en dehors du feuillet externe de la vaginale, et bien qu'avec le temps des adhérences puissent s'établir entre la tumeur et le testicule, il est presque toujours possible de retrouver la preuve de son indépendance primitive. Dans le cas de Velpeau, par exemple, la peau qui recouvrait le parasite contrastait par sa blancheur, la nature de ses poils et sa sensibilité complète avec la peau du scrotum : on eût dit une autoplastie.

Les tératomes testiculaires forment un contraste complet avec les précédents ; ils sont toujours situés sur l'albuginée, et leurs connexions avec la glande sont si évidentes que, dans certains cas, on les a vus descendre en même temps qu'elle, après la naissance, de l'abdomen dans le scrotum.

L'étude des tératomes scroto-testiculaires a été abordée pour la première fois par M. Verneuil en 1855 (*Arch. gén. de méd.*). Après examen de tous les cas connus alors, au nombre de 10, M. Verneuil arriva à cette conclusion que les tératomes ne sont jamais intra-testiculaires, mais seulement adhérents à la glande. En 1878, à propos d'un cas communiqué à la Société de chirurgie par J. Bœckel, M. Verneuil eut l'occasion de revenir sur cette question ; il compléta son premier mémoire par l'adjonction de neuf cas nouveaux, qui ne firent que confirmer sa première opinion. En 1880, M. Velpeau a rassemblé trois autres cas, et

MM. Cornil et Berger en ont fait connaître un quatrième en 1885. Cela fait en tout 23 cas, comprenant, nous le répétons, aussi bien les tératomes scrotaux que les tératomes testiculaires.

Parmi ces 23 cas, il faut tout d'abord en éliminer 6 qui ne peuvent être d'aucune utilité, à cause de l'insuffisance de la description anatomique ; ce sont ceux d'André, de Macewen, d'Erichsen, de Perls, de Dietrich et de Lucien Corvisart. Un septième, celui de Tilanus, publié dans une revue hollandaise, ne nous est connu que par un court extrait. Enfin l'observation de St-Donrat, qui date de 1696, doit être rapportée plus vraisemblablement à l'un de ces ostéomes du testicule dont Monod et Terrillon (Traité des maladies du testicule) ont cité deux exemples. En outre, dans les 15 observations restantes, il s'en trouve encore trois qui concernent des tératomes manifestement scrotaux. Ce sont : la première observation de Kocher (chez un chevreuil), celle de Velpeau, déjà citée, et celle de Guersant et Verneuil. Le chiffre des observations qui nous intéressent se trouve ainsi ramené à 12. Voici un résumé de ces 12 observations.

Von HARTMANN. D'après AHLFELD, *Die Missbildungen*. — Chez un nouveau-né, la région inguinale était occupée par une petite tumeur, qui plus tard descendit dans le scrotum. Dans la troisième année, la tumeur suppura, l'abcès s'ouvrit et des débris fœtaux furent évacués : c'étaient un pied, un morceau de maxillaire supérieur avec quatre dents et un fragment de crâne.

KALNING. Cité par NEPVEU, *Bulletin et mémoires de la Société de chirurgie*, 1880, t. VI, p. 687. — Un paysan âgé de 20 ans, avait remarqué que dès l'enfance, il portait une petite tumeur au testicule gauche. A l'époque de la puberté, elle atteignit le volume d'une tête d'enfant. Castration par Bergmann. Le kyste se trouvait entre l'albuginée et le feuillet viscéral de la vaginale. Il avait une enveloppe très épaisse et à sa surface se trouvait le testicule atrophié et kystique. Sur la paroi interne du grand kyste, on observait des poils, de nombreuses villosités, et en outre trois petits kystes. Dans le stroma, nombreux foyers de cartilage hyalin, et quelques pièces osseuses recouvertes de périoste.

GEINITZ. *Deutsche Klinik*, 1862, n° 22, p. 216. — Enfant de 3 ans, tumeur des testicules devenue apparente à l'âge de 6 mois. La tumeur était située sous le feuillet interne de la tunique vaginale, mais ne se confondait pas avec le testicule, dont elle put être séparée sans difficulté. Elle était polykystique, entourée d'une tunique fibreuse complète, et renfermait des pièces osseuses, de la peau, des poils.

HESCHL. Cité par VERNEUIL, 2e mémoire. — Enfant de 8 ans. Tumeur du testicule droit, congénitale, qui s'était accrue peu à peu jusqu'à acquérir le volume d'un œuf de poule. Ablation. La tumeur était un kyste enveloppé par la tunique vaginale propre du testicule et confondu avec son feuillet interne, de telle sorte qu'il occupait la place du testicule absent. Le cordon spermatique se perdait dans la tumeur susdite. La structure était celle des dermoïdes de l'ovaire.

La dissection de la pièce n'a pas été poussée très loin ; aussi M. Verneuil pense-t-il que le testicule devait être refoulé et aplati sur quelque point de la tumeur.

GOODSIR. D'après VERNEUIL, 1er mémoire. — Tumeur congénitale du testicule, enlevée chez un enfant de 8 ans. Près de la réflexion de la tunique vaginale, sur la surface du testicule, étaient fixés deux appendices en forme de massue, recouverts par une tunique ressemblant à la peau ordinaire, au-dessous de laquelle on trouvait une certaine quantité de tissu adipeux sous-cutané. Cette portion de peau se continuait immédiatement avec la tunique vaginale ; sur la surface des appendices et à l'angle de réflexion de la séreuse, on voyait des poils larges, nombreux, et naissant dans des bulbes pileux. Un petit nombre de poils paraissaient naître aussi de toute la surface de la tunique vaginale. Au centre des appendices se trouvaient quelques os informes.

KOCHER. D'après VERNEUIL, 2me mémoire. — Kyste dermoïde développé sur la face antérieure du testicule, entre celui-ci et la tunique vaginale, de sorte qu'entre la paroi du kyste et le parenchyme testiculaire se trouvait un tissu graisseux semblable au tissu sous-cutané.

LANG. *Virchow's Archiv.*, 1871, Bd LIII, p. 128. — Enfant de un an et demi ; tumeur congénitale, mais ayant grossi depuis la naissance. La tumeur était située sous la tunique vaginale propre, le testicule était refoulé et atrophié. La tumeur se composait de kystes tapissés par de l'épithélium cylindrique, et remplis par des cellules épithéliales détachées, des globules muqueux ; le stroma renfermait du cartilage et du tissu osseux ; quelques kystes portaient à leur surface interne des îlots de peau, d'autres points offraient la structure de la muqueuse intestinale.

LABBÉ et VERNEUIL. *Bullet. et Mém. de la Société de chirurgie*, 1878, t. IV, p. 306. — Garçon de 14 ans ; tumeur siégeant dans la moitié droite du scrotum, congénitale, mais ayant augmenté de volume depuis un an. Castration. La tumeur, du volume d'un œuf de poule, est implantée soit sur l'épididyme, soit sur le corps d'Highmore, mais bien évidemment en dehors du testicule, qu'on retrouve à l'état sain à la partie antérieure de la masse morbide. Cette tumeur est formée surtout par des kystes bien isolés, renfermant des liquides divers : matière d'apparence sébacée, fluide, mucilagineuse, poils, etc. Dans l'intervalle des poches kystiques, masses adipeuses, grains cartilagineux. Les kystes sont tapissés d'épithélium cylindrique ou pavimenteux. On trouve en outre deux segments d'intestin grêle, distincts et juxtaposés, parfaitement caractérisés au point de vue histologique, et deux noyaux cartilagineux qui offrent une ressemblance frappante avec des cartilages aryténoïdes ; à l'un d'eux est annexée une glande en grappe analogue à celle du larynx.

Spiess. *Bulletin de la Société anatomique*, 1864, p. 277. — Homme de 24 ans. Tumeur dont le début remonte à 3 ans. Elle est piriforme, mesure 16 cent. de longueur, 26 de circonférence ; son sommet correspond à l'orifice inférieur du canal inguinal. Il semble résulter des termes, malheureusement très obscurs, de l'observation, que la tumeur était située au-dessous de la vaginale, près de la queue de l'épididyme, et qu'elle empiétait sur le parenchyme testiculaire. La tumeur se composait de kystes remplis de matière sébacée et de poils ; elle renfermait en outre des fragments osseux et du cartilage fœtal. Il existait une dégénérescence encéphaloïde qui causa la mort du malade par généralisation.

Pilate. *Bullet. et Mém. de la Société de chirurgie*, 1880, t. VI, p. 689. — Tumeur congénitale des bourses chez un jeune homme de 18 ans. Castration. Le kyste est implanté sur le bord antérieur du testicule. L'épididyme atrophié se voit le long de ce même bord antérieur. Le cordon, normal, émerge en haut du point de jonction du testicule avec le kyste ; le testicule est donc en inversion. Le kyste offre une paroi fibreuse tapissée d'épithélium pavimenteux et revêtue çà et là de papilles et de végétations. Dans son épaisseur, on put démontrer des glandes sébacées et quelques follicules pileux avec des poils longs de 1 à 2 cent. Le contenu du kyste était filant, visqueux. En ouvrant le testicule, suivant un plan vertical antéro-postérieur, on remarque que toute la couche superficielle est constituée par la substance même du testicule, refoulée excentriquement à la surface, tandis que le centre est occupé par une production complexe renfermant des parties fibreuses, cartilagineuses, osseuses et kystiques (pièce osseuse costiforme longue de 6 cent.).

Bœckel. *Société de chirurgie*, 1878, t. IV, p. 302. — Homme de 38 ans. Douleurs vagues dans le testicule trois ans auparavant. Le début de la tuméfaction remonte à six mois environ. Castration. Testicule sain, refoulé en arrière et en bas de la tumeur ; ses tuniques sont fortement épaissies, notamment l'albuginée. La queue de l'épididyme est perdue dans un tissu fibreux très dense. La tumeur s'implante en avant du testicule, à peu près à la hauteur de la tête de l'épididyme. Elle se compose de plusieurs kystes de structure dermoïde, et elle est en voie de dégénérescence myxomateuse.

Cornil et Berger. *Note sur un cas d'inclusion scrotale. Archives de physiologie normale et pathologie*, 1885, p. 398. — Enfant de 11 ans, portant depuis son enfance une petite tumeur au côté gauche du scrotum. Ablation. La vaginale contenait une tumeur ovoïde, du volume d'une noix, recouverte dans toute son étendue par la séreuse, lisse et absolument dépourvue d'adhérences. Le cordon se perdait à son extrémité supérieure, sans qu'il fût possible d'en poursuivre les éléments dans la tumeur elle-même. L'épididyme aplati, pédiculé, recouvert par la séreuse vaginale, se trouvait un peu en avant de l'insertion du cordon. La tumeur en question comprenait à la fois la poche kystique et le testicule. Le kyste était absolument indépendant du testicule, quoique ce dernier fût, pour ainsi dire, étalé à sa surface ; l'albuginée intacte séparait l'organe du produit tératologique, et ce dernier put être isolé par simple décortication. Mais, fait important à noter, sur un point la fusion existait, et elle était intime ; c'était au niveau du corps d'Highmore, où le kyste dermoïde se rattachait au testicule par un véritable pédicule renfermant tous les vaisseaux qui se rendaient à la tumeur. Le kyste renfermait des îlots cutanés, des ganglions nerveux, de la substance grise cérébrale, point d'os ni de cartilage.

Il existe, entre toutes ces observations, une remarquable similitude, au moins dans les traits les plus essentiels, et il est difficile, lorsqu'on les lit un peu attentivement, de ne pas voir par combien de côtés les inclusions testiculaires s'éloignent des kystes dermoïdes de l'ovaire et se rapprochent de l'inclusion abdominale, et jusqu'à quel point elles réalisent les caractères que nous avons demandés pour reconnaître aux tératomes de la glande génitale, mâle ou femelle, une origine parasitaire. Remarquons, avant tout, que les tératomes du testicule, comme l'avait déjà fait voir Verneuil, ne sont jamais intra, mais para-testiculaires. Constamment, on retrouve la glande indépendante de la tumeur, mais atrophiée, déformée, aplatie, visiblement gênée dans son développement par le voisinage d'un corps étranger. Bien plus, et c'est là le point sur lequel nous voulons tout particulièrement attirer l'attention, ce n'est jamais avec les glandes que la tumeur se trouve en connexion, c'est toujours avec le corps d'Highmore et l'épididyme, et l'on observe, comme conséquence de ces rapports, diverses sortes de malformations, inversion testiculaire, arrêt de développement de la queue de l'épididyme, pédiculisation de la tête de l'organe, etc. La bilatéralité n'a jamais été observée. La congénitalité est manifeste dans presque tous les cas, et dans les autres, il est certain que la tumeur était également congénitale, mais qu'elle n'est devenue apparente que par suite d'une dégénérescence maligne (encéphaloïde, chondromateuse, myxomateuse). L'évolution clinique est celle des tératomes parasitaires, en général, c'est-à-dire qu'à partir de l'âge adulte il n'y a plus d'accroissement de la tumeur, sauf le cas d'envahissement néoplasique. La structure est bien plus complexe que celle de la moyenne des dermoïdes de l'ovaire. Les parties fœtales, il est vrai, sont plus rares et moins développées que celles de la majorité des kystes parasitaires abdominaux. Mais comment s'en étonner ? Il n'y a que les petits kystes qui puissent descendre dans le scrotum ; les gros kystes, les kystes à membranes fœtales et à cordon, doivent rester dans l'abdomen et y retenir le testicule (cas de Bornhuber).

Il ne faut donc pas demander aux tératomes testiculaires une organisation aussi élevée que celle que l'on est en droit d'exiger des tératomes ovariques pour les assimiler à l'inclusion parasitaire.

Pour tous ces motifs, nous considérons comme parfaitement justifiée l'opinion générale qui attribue aux tératomes testiculaires une origine parasitaire et tend à les faire rentrer dans l'inclusion abdominale. Bien loin que la théorie parthénogenétique des dermoïdes de l'ovaire s'en trouve ébranlée, nous croyons au contraire qu'elle reçoit de cette interprétation des tératomes testiculaires une confirmation nouvelle, puisqu'il est démontré, notamment, que les tératomes en question sont toujours annexés à l'épididyme ou au corps d'Highmore, c'est-à-dire à des organes qui sont les homologues, non de l'ovaire, mais du parovarium. La structure polykystique des tératomes du testicule, et la présence dans ces kystes d'un épithélium cylindrique analogue à celui des kystes mucoïdes de l'ovaire pourraient, il est vrai, donner l'idée d'une communauté de nature et d'origine. Mais il ne faut pas oublier que l'épithélium des canaux du corps de Wolff doit forcément réagir en présence de la tumeur parasitaire, et que sa prolifération explique tout naturellement les kystes mucoïdes qui accompagnent les tératomes.

D'un autre côté, cet épithélium renferme à l'origine, tout comme l'épithélium germinatif, des ovules primordiaux. Or, que deviennent les ovules après que la différenciation sexuelle de l'embryon s'est accomplie ? Ne pourraient-ils pas persister dans certains cas ? Ne pourraient-ils pas même évoluer plus ou moins complètement vers l'état d'ovules parfaits, et donner naissance, eux aussi, à de véritables dermoïdes ? On serait tenté de l'admettre, par analogie avec ce qui se passe pour le corps de Rosenmüller ; on sait en effet que cet organe, l'homologue du corps d'Highmore chez la femme, renferme assez fréquemment des ovules, au point même de constituer un ovaire surnuméraire. La persistance des ovules primordiaux dans le testicule jusqu'à l'époque de la puberté (Balbiani), les cas d'hermaphrodisme si fréquents chez certains vertébrés, et observés même dans l'espèce humaine, donneraient tout au moins un semblant d'appui à cette hypothèse. Cependant, nous ne la considérons point comme suffisamment justifiée, et nous nous en tenons à l'opinion générale qui, elle, s'appuie sur des bases d'une incontestable solidité.

CONCLUSIONS

Arrivé au terme de ce travail, il convient de jeter un regard en arrière sur le chemin parcouru et d'en rappeler sommairement les principales étapes.

Il est tout d'abord un point qui nous semble établi d'une manière indiscutable, c'est qu'à l'origine de tout kyste dermoïde de l'ovaire, il y a un ovule, et que chacun de ces kystes, quel que soit son degré de simplicité, représente un embryon rudimentaire. Cela ne saurait demeurer douteux en présence de cas comme celui que nous avons publié, dans lequel l'embryon a pu être reconnu avec une entière certitude. Nous nous rangeons donc entièrement à l'opinion de Geoffroy St-Hilaire, qu'il a résumée en termes frappants, lorsqu'il a dit des kystes dermoïdes de l'ovaire : « ce sont des embryons distincts, greffés sur l'organisme maternel, des embryons pour lesquels le terme de la gestation n'arrive jamais ».

Où nous nous séparons de la doctrine du grand tératologiste, c'est lorsqu'il croit pouvoir assimiler certains de ces kystes à des *môles embryonnaires*, c'est-à-dire à des *produits de conception*, ou, en d'autres termes, à des *grossesses ovariques*. Nous croyons avoir démontré qu'une grossesse extra-utérine ne peut, en aucun cas, revêtir les apparences d'un kyste dermoïde.

Nous n'admettons pas davantage que des cellules embryonnaires, quelles qu'en soient la nature et la provenance, puissent, en se développant à une époque et dans une direction anormales, donner naissance à des productions *figurées*. L'individualisation, à quelque degré qu'elle se montre, est un caractère qui décèle sûrement une origine ovulaire.

Le débat se trouve donc circonscrit entre deux hypothèses : celle de l'inclusion fœtale ovarienne, et celle de l'origine parthénogenétique.

Bien que l'existence de l'inclusion ovarienne ne soit pas démontrée, et bien que l'étude de l'inclusion dite testiculaire ne soit même pas très favorable à cette hypothèse, puisqu'elle nous montre que le kyste fœtal parasitaire se trouve toujours en rapport, non pas avec la glande génitale elle-même, mais avec ses annexes, nous ne sommes cependant pas autorisé à affirmer que, parmi les kystes dermoïdes de l'ovaire, il n'y ait pas une seule inclusion. Nous croyons seulement qu'il doit y en avoir fort peu, et que cette interprétation doit être réservée à peu près exclusivement aux kystes dermoïdes congénitaux accompagnés de malformations de l'ovaire et de la trompe. En tout cas, l'analyse et la comparaison des différents caractères propres aux dermoïdes ovariens, notamment leur structure qui n'est jamais celle des kystes fœtaux, leur bilatéralité fréquente, leur physionomie clinique, et surtout leur siège primitivement intra-folliculaire, s'opposent absolument à ce qu'on les confonde avec l'inclusion parasitaire.

C'est donc le développement parthénogenétique de l'ovule qui, comme l'a proposé M. Mathias Duval, nous semble devoir être invoqué pour rendre compte de l'origine de la très grande majorité des dermoïdes de l'ovaire. La segmentation du vitellus et la formation d'un blastoderme, en dehors de toute fécondation sexuelle, est un fait général dans toute la série animale. Ce phénomène qui, chez les articulés par exemple, peut aller jusqu'à la génération d'un animal viable, semble se borner toujours, chez les vertébrés, à la formation d'une ou de deux assises de cellules blastodermiques. Or, de nombreuses observations prouvent que chez les mammifères à placenta, le blastoderme possède une viabilité propre, indépendante de celle de l'embryon, due à ce que la couche externe du blastoderme, ou ectoderme, émet des villosités qui lui permettent de puiser dans l'organisme maternel les éléments nécessaires à sa nutrition. Si l'on rapproche ce fait des caractères anatomiques des kystes dermoïdes de l'ovaire, qui généralement ne comportent que les éléments de l'ectoderme, le premier en date des feuillets du blastoderme, rarement ceux de l'entoderme, et exceptionnellement des parties embryonnaires ou même des embryons entiers, on reconnaîtra sans doute que la théorie parthénogenétique se présente avec de grandes apparences de vraisemblance.

Dans cette manière de voir, les kystes dermoïdes de l'ovaire résultent donc d'une dégénérescence spéciale de l'ovule, associée le plus souvent, — puisque ces kystes sont généralement mixtes, muco-dermoïdes, — à une prolifération consécutive de l'épithélium du follicule de de Graaf; ces kystes doivent être maintenus dans l'ordre des *monstres parasites* de Geoffroy St-Hilaire, qu'ils constituent à eux seuls, et l'élément dermoïde a la valeur et la signification d'un véritable monstre acardiaque, d'un omphalosite, caractérisé par ce fait que son système vasculaire est en communication, non avec celui d'un frère jumeau, mais avec celui de la mère.

TABLE DES MATIÈRES

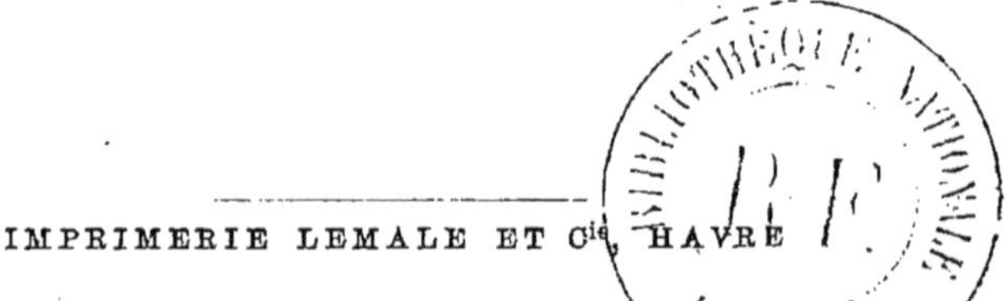

IMPRIMERIE LEMALE ET Cie, HAVRE

www.ingramcontent.com/pod-product-compliance
Ingram Content Group UK Ltd.
Pitfield, Milton Keynes, MK11 3LW, UK
UKHW021109200726
13857UKWH00003B/1150